Besenreiser natürlich behandeln

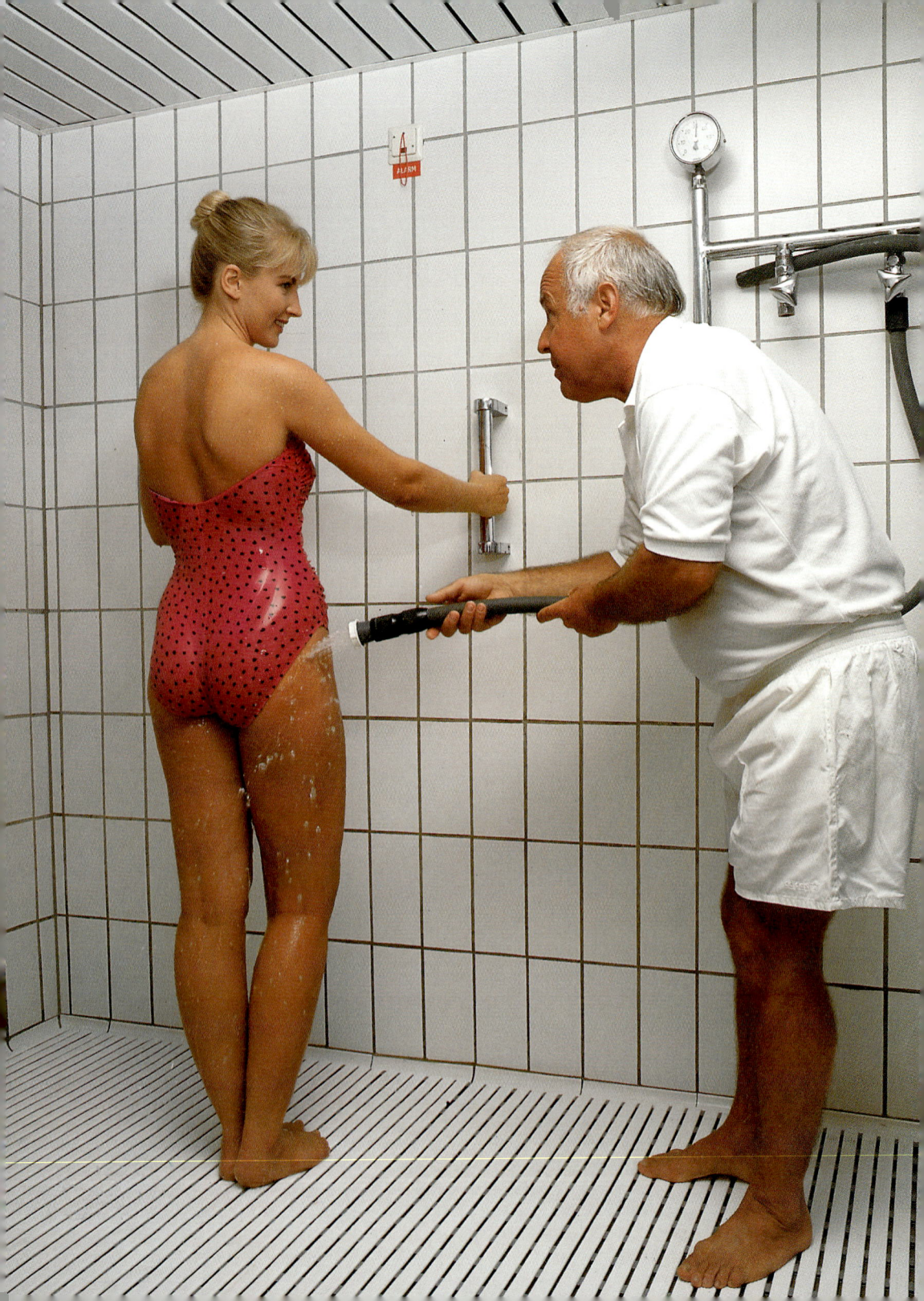

Dr. med. Eberhard J. Wormer

Besenreiser natürlich behandeln

Die neuesten Therapiekonzepte
Selbsthilfe mit natürlichen Mitteln
Tips zu Ernährung und Hautreinigung
Fitneßprogramm für gesunde Venen

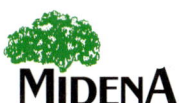

MIDENA

Der Autor: Dr. med. Eberhard J. Wormer arbeitet seit vielen Jahren als Medizin- und Wissenschaftsjournalist und hat zahlreiche populärwissenschaftliche Ratgeber und Handbücher sowie medizinische Biographien veröffentlicht.

Hinweis: Die Inhalte des vorliegenden Ratgebers sind sorgfältig recherchiert und erarbeitet. Dennoch kann aus rechtlichen Gründen weder vom Autor noch vom Verlag eine Haftung oder Gewähr übernommen werden.

Es ist nicht gestattet, Abbildungen dieses Buches zu scannen, in PCs oder auf CDs zu speichern oder in PCs/Computern zu verändern oder einzeln oder zusammen mit anderen Bildvorlagen zu manipulieren, es sei denn mit schriftlicher Genehmigung des Verlages.

Die Deutsche Bibliothek – CIP-Einheitsaufnahme

Wormer, Eberhard:
Besenreiser natürlich behandeln : die neuesten Therapiekonzepte, Selbsthilfe mit natürlichen Mitteln, Tips zu Ernährung und Hautreinigung, Fitneßprogramm für gesunde Venen / Eberhard Wormer.
– Augsburg : Midena, 1999
    ISBN 3-310-00565-8

Midena Verlag, Augsburg
© 1999 Weltbild Verlag GmbH, Augsburg
Alle Rechte vorbehalten

Redaktion: Franz Leipold
Grafik: Klaus Dursch, Fürth
Fotos: Bavaria/Worldstock S. 2, –/Mittermeier S. 14, –/Stock Image S. 29, –/J.A.P. S. 47; Reinhard Tierfoto S. 60, 61; Stiefel Laboratorium GmbH S. 39; Dr. med. M. Drosner S. 10; Julius Zorn GmbH S. 55, 56, 91; Ratiopharm S. 72, 73, 97; IFA/Parker S. 19, –/Waldenfels S. 19, –/Disc S. 63, –/Mondadori S. 64, 81, –/LDW S. 75, –/Aigner S. 77, –/IPP S. 90
Umschlaggestaltung: S/L Kommunikation
Umschlagfotos: B.S.I.P./Superbild (Hintergrund), Superstock (Einklinker)
Satz: satz-studio gmbh, Bäumenheim
Reproduktion: Repro Ludwig GmbH, A-Zell am See
Marketing: Ernst Schnarrenberger Kommunikation, Tutzing/Starnberger See
Druck und Bindung: Offizin Andersen Nexö, Leipzig – ein Betrieb der INTERDRUCK Graphischer Großbetrieb GmbH

Printed in Germany

ISBN 3-310-00565-8

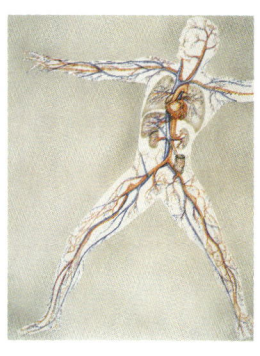

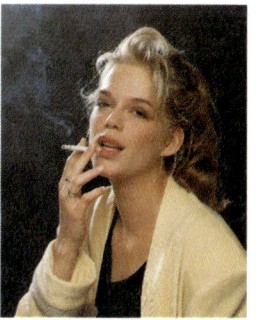

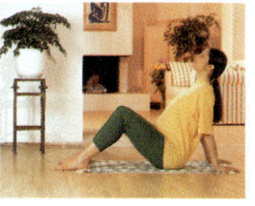

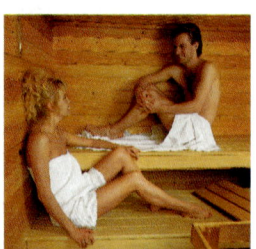

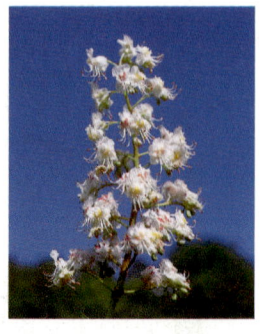

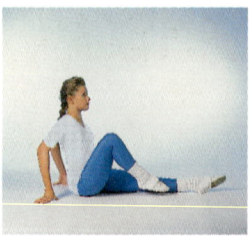

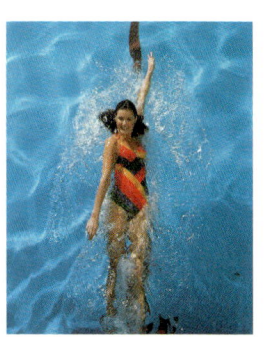

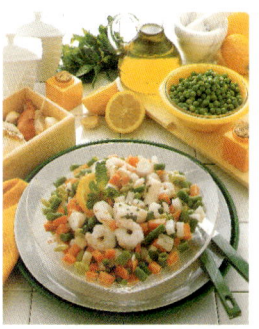

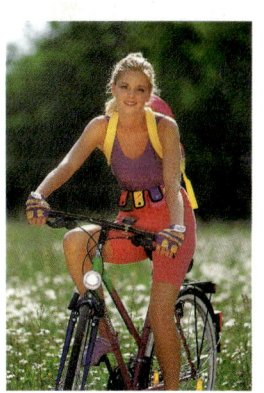

Vorwort

▄ Sie verursachen selten Beschwerden, fast die Hälfte der Bevölkerung hat sie – und obwohl sie von blauem Blut sind, fühlen sich die meisten Menschen durch ihre Anwesenheit kaum geadelt. Die Rede ist von Besenreisern, kleinen geschlängelten, unter der Hautoberfläche durchschimmernden Äderchen.

Makellose und gepflegte Beine sind vor allem für Frauen ein wichtiges Schönheitsattribut – aber gerade Frauen sind deutlich häufiger als Männer von diesen harmlosen Minikrampfadern betroffen. Das Diktat der auf ein jugendliches Erscheinungsbild festgelegten Mode zwingt darüber hinaus manche Frau dazu, unbarmherzig den Zustand ihrer Beine zu offenbaren. Was tun?

Damit muß man leben! – lautet vielfach die medizinische Antwort auf diese Frage, da Besenreiser häufig keinen Krankheitswert haben. Diese Antwort ist jedoch unbefriedigend, und Sie sollten sich keinesfalls entmutigt mit diesen störenden Gefäßerweiterungen abfinden. Wenn die kleinen Besenreiser massenhaft auftreten, können sie zum großen kosmetischen Problem werden und auf Dauer einen ernsten psychischen Leidensdruck verursachen. Das sollten Sie nicht zulassen! Besenreiser beruhen zwar häufig auf erblicher Veranlagung – das heißt aber nicht, daß man nichts dagegen tun könnte. Für den Fall, daß Sie unter störenden Besenreisern leiden, stehen altbewährte und auch neue Methoden zur kosmetischen Korrektur zur Verfügung, die meist zu einem befriedigenden Ergebnis für die Schönheit der Beine kommen.

Dieses Buch möchte Sie mit den wichtigsten Informationen zum Thema Besenreiser sowie mit Möglichkeiten der Vorbeugung und Behandlung vertraut machen – ein Beitrag zur Erhaltung der Gesundheit des ganzen Körpers, und damit sich Ihre Beine wieder sehen lassen können.

München, im Frühjahr 1999
Dr. med. Eberhard J. Wormer

Was sind Besenreiser?

Die Medizin bezeichnet kleine, in der obersten Hautschicht liegende »Miniatur-Krampfadern«, die netz- oder arkadenförmig angeordnet sind, als Besenreiser oder auch Besenreiser-Varizen (Besenreiser-Krampfadern) – weil sie so ähnlich aussehen, wie das zusammengebundene Reisig eines in früheren Zeiten benutzten Kehrbesens. Am häufigsten findet man Besenreiser an der Innenseite der Unterschenkel, an der Innen- oder Vorderseite der Oberschenkel und an den Fußrändern als kranzförmig angeordnete Kölbchenvenen (Corona phlebectatica paraplantaris) – und im Gesicht.

Besenreiser-Namen

- **Besenreiser**
- **Besenreiser-Varizen**
- **Pinselfiguren**
- **Spider webs (engl.)**
- **Hyphen webs (engl.)**

Harmlose Gefäßerweiterungen

Besenreiser können vereinzelt oder sogar massenhaft in Form von Gefäßnestern bevorzugt an den Beinen auftreten; sie zeigen meist ein stern-, strahlen- oder fächerförmig geschlängeltes Muster von hellroter bis dunkelblauer Gefäßzeichnung. Da diese venösen Gefäße sichtbar sind – was sie nicht sein sollten –, spricht die Medizin auch von sogenannten Venektasien. Besenreiser sind im Vergleich zu echten Krampfadern harmlos:

- Besenreiser verursachen keine Störung der Fließeigenschaften des Blutes (Hämodynamik) im venösen Gefäßsystem.

Eigenschaften von Besenreisern

- Besenreiser führen nicht zu Kreislaufstörungen.
- Besenreiser verursachen keine chronische Schwächung des Venensystems (chronisch venöse Insuffizienz).
- Besenreiser verursachen keine Schmerzen.
- In seltenen Fällen kann ein Einriß von Besenreisergefäßen einen kleinen Bluterguß mit leichten Beschwerden verursachen.
- Besenreiser gelten als ein möglicher Hinweis auf eine Gefäßschwäche.

Betrachtet man Besenreiser unter dem Mikroskop, kann man erkennen, daß sie eine etwas dickere Gefäßwand als normale Venen haben und auch etwas tiefer und geschlängelt in der Haut liegen. In der Umgebung der Besenreiser befinden sich Bindegewebsfasern (kollagene Fibrillen), die in ähnlicher Weise wie Krampfadern verändert sind.

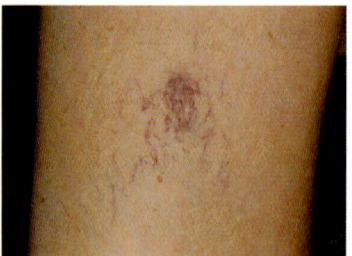 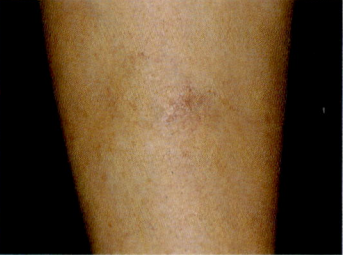

Besenreisernest am linken Unterschenkel einer Patientin vor einer Laserbehandlung.   *Therapieergebnis vier Wochen nach der Behandlung mit einem gepulsten Laser.*

Der Besenreiser-Test

Besenreiser können Sie daran erkennen, daß sie ihre Farbe nicht vollständig verlieren, wenn Sie sie durch Druck zusammenpressen, um das Blut aus dem Gefäß zu bringen. Dagegen werden die meist angeborenen Feuermale (Teleangiektasien) bei Blutleere vollständig weiß.

Hautvenen außer Kontrolle

Besenreiser sind dauerhafte umschriebene Erweiterungen von venösen Blutgefäßen in der sogenannten Lederhaut (Korium), die sich an die äußerste Hautschicht (Epidermis) anschließt und im Gegensatz zu dieser durchblutet ist. Die Blutgefäße der Lederhaut sind normalerweise am Mechanismus der Temperaturregelung des Körpers beteiligt und für die Versorgung der Haut mit Nährstoffen verantwortlich. Wer einmal beobachtet hat, wie jemandem die »Schamesröte« in das Gesicht trat, hat auch einen Eindruck von den Regelmechanismen dieser kleinen Blutgefäße bekommen: Die Gefäße werden weit gestellt, füllen sich mit Blut und geben dem Gesicht die rötliche Färbung.

Temperaturregelung und Hautfärbung

Die kleinen Hautgefäße reagieren unterschiedlich, je nachdem, welchen äußeren Temperaturbedingungen die Haut ausgesetzt ist:

- Bei Wärmeeinwirkung erweitern sich die Hautgefäße, und die Hautfärbung erscheint rosa oder rötlich.
- Bei Kälteeinwirkung ziehen sich die Hautgefäße zusammen, wobei die Durchblutung gedrosselt wird und die Haut blaß oder weiß aussieht.

Besenreiser sind einzelne oberflächliche, meist in Gefäßnetzen und verschiedenen Etagen der Lederhaut angeordnete permanent erweiterte Hautvenen. Diese Hautvenen können nicht mehr durch die Temperatur-Regelungsmechanismen kontrolliert werden, da diese Funktion verloren gegangen ist. Die kleinen Hautvenen funktionieren ähnlich wie Drosselventile, die auf- und zumachen können. Sind diese kleinen Drosselventile defekt, können sie nicht mehr zumachen, und das Blut »steht« gewissermaßen in den Venen. Aus diesem Grund sieht man dann die einzelnen betroffenen Hautgefäße, deren Regelmechanismus zerstört ist, als blau-rötliche bleibende netzförmige Struktur auf der Haut – eben als typische Besenreiser, und zwar an Stellen, wo sie nicht erwünscht sind.

Volkskrankheit Venenleiden

Besenreiser sind Bestandteil des Krankheitskomplexes der Krampfaderleiden (Varikose, variköser Symptomenkomplex), die in der Medizin dem Fachgebiet der Gefäßerkrankungen (Angiologie, Phlebologie) zugeordnet werden. Venenleiden kommen extrem häufig vor und gelten heute bereits als Volkskrankheit. Die Erkrankungshäufigkeit steigt mit zunehmendem Lebensalter kontinuierlich an. Frauen sind in der Regel häufiger betroffen als Männer – dies hängt vor allem damit zusammen, daß das Venensystem bei Frauen durch Schwangerschaft und deutlicher ausgeprägte Hormonschwankungen stärker belastet ist. Das Verhältnis der Besenreiserhäufigkeit bei Männern und Frauen beträgt etwa 1:1,5.

Venenleiden umfassen insbesondere verschiedene Formen von Krampfadererkrankungen unterschiedlicher Schwere, die behandelt werden müssen, um schwerwiegenden Komplikationen an den Beinen und am Kreislaufsystem des Blutes vorzubeugen. Die Besenreisergefäße treten nur in Ausnahmefällen massiv auf und werden medizinisch als harmloseste Form eines Krampfaderleidens betrachtet, wobei für die Betroffenen meist die kosmetischen Störeffekte im Vordergrund stehen.

Frauen sind von Besenreisern häufiger betroffen als Männer.

Blut und Blutgefäße

▬ Blut ist der Saft des Lebens. Blut ist eine Körperflüssigkeit, die zahlreiche Inhaltsstoffe und Eigenschaften aufweist, die für die biologischen Funktionen des Menschen lebensnotwendig sind. Als hochentwickeltes Lebewesen besitzt der Mensch auch ein vielfältig spezialisiertes Transportsystem für den Lebenssaft Blut: das Gefäßsystem. Alle Organe müssen mit Blut versorgt werden, optimal durchblutet sein, damit sie ohne Störung funktionieren können. Erwachsene besitzen im Durchschnitt fünf Liter Blut, das im Kreislauf der Blutgefäße fließt. In jeder Minute pumpt das Herz diese Menge Blut durch den Körper.

Das Herz eines Erwachsenen pumpt durchschnittlich 5 l Blut pro Minute durch den Körper.

Aufgaben des Blutes

- Transport von Sauerstoff, Kohlendioxid und Nährstoffen
- Erhaltung einer konstanten Temperatur (gleichmäßige Körpertemperatur von etwa 37 °C)
- Erhaltung des Flüssigkeitsgleichgewichts im Körper
- Blutgerinnung
- Abwehr von Krankheitserregern
- Neutralisierung von Gift- und Schadstoffen

Blutkreislauf

Vom Herzen fließt das Blut durch das arterielle Gefäßsystem in den gesamten Körper, erreicht über die Venen wieder das Herz und die Lungengefäße, wo es mit Sauerstoff angereichert wird – und fließt dann erneut von der Pumpbewegung des Herzens angetrieben durch den Körper. In jeder Sekunde unseres Lebens kreist das Blut in unseren Adern ohne Unterbrechung. Wenn wir uns körperlich anstrengen, kann die Pumpleistung des Herzens auf bis zu 30 Liter pro Minute oder mehr ansteigen.

Blut in den Gefäßen

Das Blut fließt im menschlichen Körper in den Adern der Blutbahn, einem System unterschiedlicher Blutgefäße. Über das Gefäßsystem der großen Körperschlagadern bis hin zu den feinsten Haargefäßen (Kapillaren) erreicht das Blut alle Organe und versorgt das Gewebe mit Sauerstoff und lebenswichtigen Nährstoffen. Man unterscheidet verschiedene Arten von Gefäßen:

Arterien

Arterien sind kräftige, mit einem Muskelmantel ausgestattete Röhren. Das mit Sauerstoff beladene Blut wird von der linken Herzkammer mit hohem Druck in das arterielle Gefäßsystem gepreßt. Der dadurch entstehende wellenförmige Blutdruckpuls kann an bestimmten Körperstellen getastet und der Blutdruck 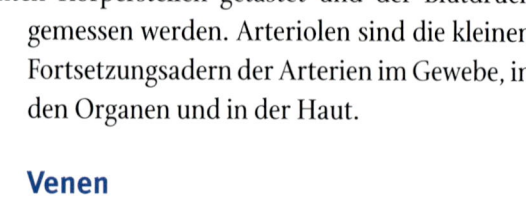 gemessen werden. Arteriolen sind die kleinen Fortsetzungsadern der Arterien im Gewebe, in den Organen und in der Haut.

Venen

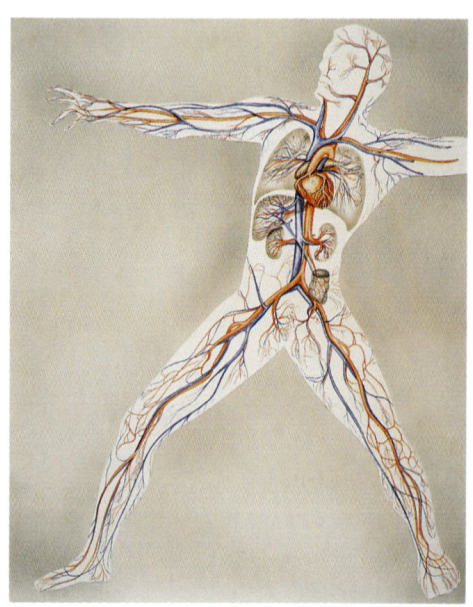

Venen besitzen dünnere Gefäßwände, da sie keinen so großen Druck wie arterielle Blutgefäße aushalten müssen. Venen sind die größeren und Venolen die kleineren Röhren, die das sauerstoffarme Blut sammeln und zur rechten Herzkammer leiten. Von dort fließt das Blut zu den Lungen und wird wieder mit Sauerstoff angereichert. Venen befinden sich an der Körperoberfläche und in der Tiefe des Körpergewebes. Manche venösen Gefäßabschnitte sind mit Venenklappen ausgestattet; diese verhindern einen Rückfluß und erleichtern beispielsweise den Transport des venösen Blutes aus den Beinen nach oben zum Herzen hin. Die Beinmuskulatur, die sogenannte Wadenmuskelpumpe, unterstützt diesen Bluttransport entgegen der Schwerkraft. Das venöse

Der Blutgefäßsystem setzt sich aus Arterien, Venen und feinsten Kapillaren zusammen.

Gefäßsystem enthält etwa 70 Prozent der gesamten Blutmenge im Körper.

Kapillargefäße

Kapillaren sind die kleinsten Haargefäße und für den Sauerstoff- und Nährstoffaustausch im Gewebe notwendig: Der Sauerstoff wird abgegeben, und das »Abgas« Kohlendioxid gelangt ins Blut.

Lymphgefäße

Das Lymphgefäßsystem mit kleinsten Lymphkapillaren, größeren Lymphgefäßen und Lymphknoten verläuft parallel zum Venensystem. In der Lymphflüssigkeit sammeln sich Abfallstoffe. Die Lymphknoten schützen vor der Ausbreitung von Infektionen – hier werden auch Giftstoffe und gesundheitsschädigende Fremdstoffe unschädlich gemacht und Abwehrstoffe gebildet, die über die Lymphgefäße und Venen ins Blut gelangen.

In den Lymphknoten werden Abwehrstoffe gebildet und Giftstoffe unschädlich gemacht.

Das Herz – Motor der Blutbewegung

Das Herz ist der Motor für die Bewegung des Blutes. Das Herz ist ein muskulöses Hohlorgan, das aus einer rechten und linken Herzhälfte zusammengesetzt ist, die von der Herzscheidewand getrennt werden. Jede Herzhälfte besitzt einen Vorhof (Atrium) und eine Kammer (Ventrikel). Das Herz ist die Druck- und Saugpumpe für das Blut und schlägt mit einer Häufigkeit von 75 bis 80 Schlägen pro Minute beim Erwachsenen; die Schlaghäufigkeit kann den körperlichen Anforderungen entsprechend verändert werden. Zwischen Herzvorhöfen und den Herzkammern sowie an den Mündungen der Hauptschlagader des Körpers und des großen Lungengefäßes befinden sich Klappen.

Das Herz eines 70jährigen hat ca. 2,5 Milliarden Mal geschlagen.

Das Herz selbst wird über die Herzkranzarterien mit arteriellem Blut versorgt. Wenn Herzkranzgefäße verstopft sind, kommt es meist zum Herzinfarkt, wobei Herzmuskelgewebe abstirbt. Venöses Herzblut fließt über die Herzvenen ab.

Gestörter Blutfluß

Häufig entstehen Durchblutungsstörungen, wenn die Gefäße durch Ablagerungen an den Wänden verengt sind.

Damit das Blut im Gefäßsystem ungestört fließen und der lebenswichtige Energie- und Nährstoffaustausch stattfinden kann, muß das Blut flüssig bleiben, und die Blutbahn darf nicht behindert oder sogar blockiert sein. Durchblutungsstörungen entstehen vor allem dann, wenn sich innerhalb der Bluttransportröhren Ablagerungen an der Gefäßwand bilden, wodurch die Gefäßöffnung verengt oder sogar ganz verschlossen wird. Sind kleine und kleinste Gefäße von der Gefäßverkalkung (Arteriosklerose) betroffen, können durch die verengten Öffnungen nur noch wenige rote Blutkörperchen mit Sauerstoff hindurch, und das Gewebe leidet unter Nährstoffmangel. Die Blutkörperchen können dann unelastischer werden und mit Eiweißstoffen verklumpen. Das Blut gerät ins Stocken und klebt an den Gefäßwänden. Bei Gefäßerkrankungen wie Herzinfarkt, Schlaganfall und Durchblutungsstörungen in den Becken- und Beinarterien oder Beinvenen ist der Blutfluß in der Regel deutlich verschlechtert. Darüber hinaus ist das Blut dann dicker und zähflüssiger und die angemessene Blutversorgung der Gewebe und Organe nicht mehr optimal.

Was passiert bei Besenreisern?

Bei Besenreisern ist der Blutfluß in der Regel ungestört. Da Besenreiser aber auf eine Venenschwäche hinweisen können, sollten Sie vorsichtshalber von einem Arzt prüfen lassen, ob das oberflächliche und das tiefe Venensystem in Ordnung sind. Tatsächlich zeigt die ärztliche Untersuchung in vielen Fällen, daß außer Besenreisern häufig auch eine Venenerkrankung vorliegt, die zunächst behandelt werden sollte.

Gefahr für die Venen

■ Venenerkrankungen gelten heute schon fast als »Volkskrankheit«: Etwa jede zweite deutsche Frau und jeder vierte deutsche Mann leiden an Krampfadern; jeder achte Deutsche ist von einer chronischen Venenerkrankung betroffen. Schon bei Jugendlichen zwischen 10 und 20 Jahren können leichte bis mittelschwere Krampfadern beobachtet werden, und mit zunehmendem Lebensalter steigt die Wahrscheinlichkeit für Venenleiden linear an.

Besenreiser sollen fast bei der Hälfte der deutschen Bevölkerung vorkommen. Einer der Hauptgründe für diese Erscheinung ist der bewegungsarme ungesunde Lebensstil des zivilisierten Menschen. Obwohl Besenreiser in der Regel harmlos sind, kann mitunter zusätzlich eine echte Venenerkrankung vorliegen – Besenreiser sind immer auch eine Aufforderung an Betroffene, die Gefäßgesundheit und vielleicht auch den Lebensstil einer kritischen Prüfung zu unterziehen.

Für Besenreiser und Krampfaderleiden gelten dieselben Risikofaktoren.

Risikofaktoren für Besenreiser

Es gibt zahlreiche – vermeidbare und unbeeinflußbare – Risikofaktoren für Erkrankungen der Venen, die auch Besenreiser begünstigen.

Risikofaktoren für Besenreiser

Vermeidbare Risikofaktoren:

- Bewegungsmangel
- Langes Stehen und Sitzen
- Harte Sitzkanten, die den Blutfluß beeinträchtigen
- Zu enge Schuhe
- Zu enge Kleidung
- Starkes Übergewicht
- Rauchen
- Einnahme der Antibabypille
- Bodybuilding / Kraftsport
- Bürstenmassagen der Beine
- Starke Hitzeeinwirkung, vor allem auf die Beine

Risikofaktoren für Besenreiser

Unbeeinflußbare Risikofaktoren:
- Erbliche Veranlagung
- Schwangerschaft
- Hormonersatztherapie bei Wechseljahresbeschwerden

Erbliche Veranlagung

Die überwiegende Mehrheit der Venenkrankheiten geht auf eine erbliche Veranlagung zurück. Bei Besenreisern kann eine Veranlagung für eine gewisse Venenschwäche angenommen werden.

Bewegungsmangel

Eine erbliche Veranlagung für Venenkrankheiten in Verbindung mit mangelnder körperlicher Aktivität fördert die Entstehung von venösen Durchblutungsstörungen und Besenreisern. Stehende und sitzende Berufstätigkeit, Autofahren und Flugreisen, Bettlägerigkeit, fehlendes Bewegungstraining der Beine und mangelndes Konditionstraining des ganzen Körpers erhöhen das Risiko für Venenerkrankungen und lassen auch Besenreiser sprießen.

Übergewicht

Stark übergewichtige Personen neigen zur Trägheit, was wiederum Durchblutungsstörungen in den Venen begünstigt – darüber hinaus steigt das Risiko tiefer Beinvenenthrombosen durch Übergewicht an.

Schwangere leiden häufig unter Besenreisern oder Krampfadern, die sich aber nach der Geburt meist wieder zurückbilden.

Hormone

Weibliche Geschlechtshormone (Östrogene und Gestagene), die als »Antibabypille« oder gegen Wechseljahresbeschwerden eingenommen werden, erhöhen die Thrombosegefahr, wenn zusätzliche Risikofaktoren vorliegen. Der Hormonschub während der Schwangerschaft begünstigt die Entstehung von Krampfadern und

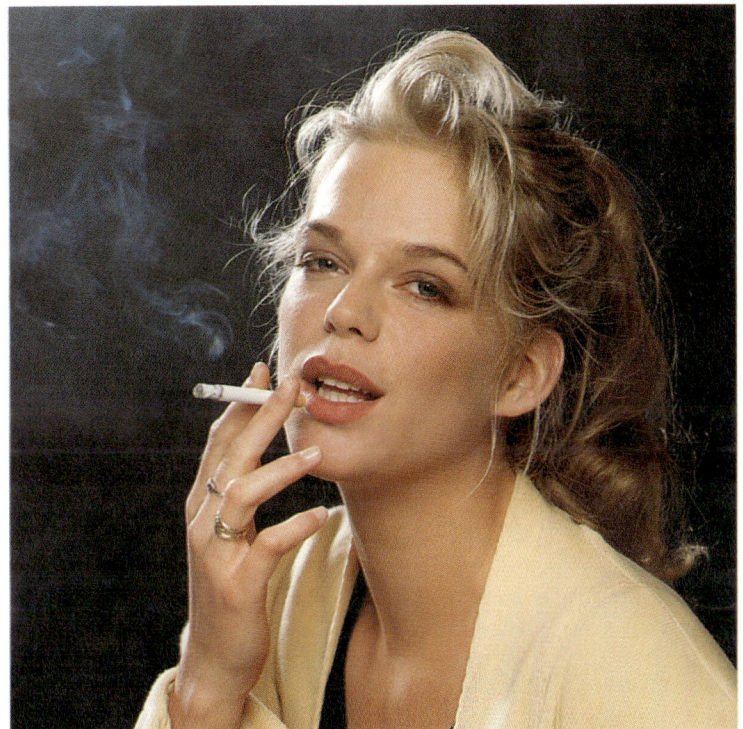

Nikotin schädigt auf Dauer die Gefäßwände.

Besenreisern bei Frauen. Beim ersten Kind leidet ein Drittel aller Schwangeren, beim zweiten Kind fast die Hälfte unter Venenbeschwerden – in den meisten Fällen bilden sich diese Erscheinungen jedoch nach der Geburt wieder zurück.

Genußgifte
Alkohol und Nikotin haben eine gefäßerweiternde Wirkung; das kann vor allem Beschwerden, die auf Funktionsstörungen der Beinvenen beruhen, noch verschlimmern und die Gefäßwände schwächen oder schädigen.

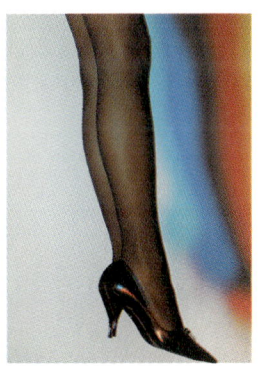

Schuhe und Kleidung
Schuhe mit hohen Absätzen blockieren die Wadenmuskulatur, die mithilft, das Blut von den Beinen zum Herzen hin zu befördern.

Gift für gesunde Venen: hohe Absätze

Schuhe ohne Fußbett begünstigen Blutstau und Durchblutungsstörungen – ebenso einengende oder einschnürende Kleidung.

Bürstenmassagen der Beine

Bei Bürstenmassagen der Beine können die kleinen venösen Hautgefäße durch die Reizwirkung und Reibungswärme geweitet und
geschwächt werden. Besteht zusätzlich eine Schwäche des Bindege-
webes, kann dies zu einem regelrechten Aufschießen von Besenreisern führen.

Starke Hitzeeinwirkung

Wärme ist Gift für schwache Venen. Wärmeanwendungen an den
Beinen und lange heiße Vollbäder oder Saunagänge sollten Sie
dann möglichst vermeiden.

Alarmzeichen Besenreiser

Besenreiser können auch auf Venenerkrankungen und
gefährliche Durchblutungsstörungen hinweisen, die so früh
wie möglich behandelt werden müssen. Die gefährlichste und
gefürchtetste Komplikation einer Venenerkrankung ist das
»offene Bein« mit schlecht abheilender Geschwürbildung.

Der aufrechte Gang

Im Laufe der biologischen Evolution entwickelte der Mensch den
aufrechten Gang – mit Vor- und Nachteilen. Die aufrechte Haltung
ermöglicht einen guten Geländeüberblick, ein wichtiger Überle-
bensvorteil für die Jäger und Sammler der frühen Menschheitsge-
schichte. Die aufrechte Haltung erschwert aber auch den Rück-
transport venösen Blutes aus der Körperperipherie entgegen der
Schwerkraft zum Herzen. An diese Aufgabenstellung mußte sich
vor allem das venöse Gefäßsystem der Beine anpassen.

Funktionen der Venen

■ Im venösen Gefäßsystem wird das mit dem »Abgas« Kohlendioxid angereicherte Blut gesammelt und zum Herzen zurücktransportiert. Die Venen sind aber auch ein Speicherorgan, aus dem je nach der körperlichen Belastung mehr Blut für eine verstärkte Durchblutung des Körpers bereitgestellt werden kann. Darüber hinaus reguliert das Venensystem auch die Körperwärme: In kühler Umgebung ziehen sich die Venen zusammen und in warmer Umgebung weiten sich die venösen Gefäße.

Die elastischen Venen bestehen aus drei Gewebeschichten (Intima, Media, Adventitia). Sie können sich gut an unterschiedliche Blutmengen im Gefäß anpassen und müssen im Gegensatz zu den Arterien keinen hohen Druck aushalten. Viele glatte Muskelzellen der mittleren Gewebeschicht sorgen für die große Elastizität der Venen.

Bei schlaffen und erweiterten Venen wirken Kaltwasseranwendungen tonisierend und therapeutisch günstig.

Bestandteile des Venensystems

- Obere und untere Hohlvene (Vena cava)
- Oberflächliche Venen
- Tiefe Venen
- Verbindungsvenen (auf der Oberfläche und in die Tiefe)
- Kleinste Venen (Venolen)
- Haargefäße (Kapillaren)
- Venenklappen
- Sprunggelenkpumpe
- Wadenmuskelpumpe
- Zwerchfellpumpe

Beinvenen

■■ Die menschlichen Beinvenen verfügen über Hilfsmittel, die den reibungslosen Transport der Blutsäule in den Venen nach oben zum Herzen hin ermöglichen:

Hilfsmittel für den Bluttransport

- große elastische Sammelvenen,
- ein System von oberflächlichen, tiefen und verbindenden Venen,
- Venenklappen und
- die Sprunggelenk- und Wadenmuskelpumpen

Durch das Zusammenspiel dieser Gefäßelemente und Mechanismen – und vor allem bei Muskelbewegungen der Beine – kann das Blut entgegen der Schwerkraft transportiert werden.

Oberflächliche Beinvenen

An den Armen und Beinen liegt das oberflächliche Venensystem direkt unter der Haut. Die Venen der Gliedmaßen sammeln das Blut und leiten es zum Herzen weiter. Enorme Bedeutung besitzen vor allem zwei große Beinvenen (Stammvenen):

- Die **große Rosenvene** (Vena saphena magna) beginnt am Fußknöchel und zieht auf der Beininnenseite bis in die Leistengegend, wo sie in das tiefe Venensystem mündet.

- Die **kleine Rosenvene** (Vena saphena parva) beginnt am äußeren Fußknöchel und zieht über die Unterschenkelrückseite bis in die Kniekehle, wo sie in die tiefe Kniekehlenvene (Vena poplitea) mündet.

Nur etwa ein Zehntel der venösen Gesamtblutmenge wird über die oberflächlichen Venen abgeleitet. Unzählige größere und kleinere Venengeflechte (retikuläres Venengeflecht) stellen netzförmige Querverbindungen zwischen den venösen Gefäßen her.

Die oberflächlichen Beinvenen leiten ca. $^1/_{10}$ der venösen Blutmenge ab.

Tiefe Beinvenen

Das tiefe Venensystem der Beine umfaßt drei paarig angelegte Unterschenkelvenen, die vordere und hintere Schienbeinvene, die Wadenbeinvenengruppe, die Kniekehlenvene (Vena poplitea) und die tiefe Oberschenkelvene (Vena femoralis). Etwa 90 Prozent der venösen Gesamtblutmenge werden über die tiefen Venen abgeleitet.

Verbindungsvenen

Zwischen dem tiefen und dem oberflächlichen Venensystem gibt es an den Beinen – bevorzugt am Unterschenkel – zahlreiche Verbindungsvenen, die auch durch die Muskelgewebehülle hindurchtreten (Perforansvenen).

Venenklappen

Um das venöse Blut von den Beinen entgegen der Schwerkraft nach oben zum Herzen transportieren zu können, sind in oberflächliche und tiefe Venen zahlreiche Venenklappen eingebaut. Die Gefäßklappen verhindern, daß das Blut in den Beinen »versackt«. Das Venenklappensystem funktioniert wie ein Förderband mit Schaufeln, welches das Blut rhythmisch nur in eine Richtung – zum Herzen hin – befördert. Funktionieren die Klappen nicht oder sind sie beschädigt, kommt es zu Durchblutungsstörungen in den Beinen und zum Blutstau. Sind die Mündungsklappen an den großen Venen undicht, fließt Blut aus den tiefen Oberschenkel- und Beckenvenen in das oberflächliche Venensystem zurück – ein Krampfaderleiden dieser Venen kann dann entstehen.

Die wichtigsten Pumpsysteme des venösen Blutstroms:
- *Beinmuskelpumpen*
- *Atmung (Zwerchfellpumpe)*
- *Arterien-Druck-Saugpumpe*

Muskelpumpen

Das wichtigste Hilfsinstrument der Beinvenen für den Bluttransport neben den Venenklappen ist die Wadenmuskelpumpe der Beinmuskulatur. Durch die Kontraktionen der Zehen-, Fußsohlen-,

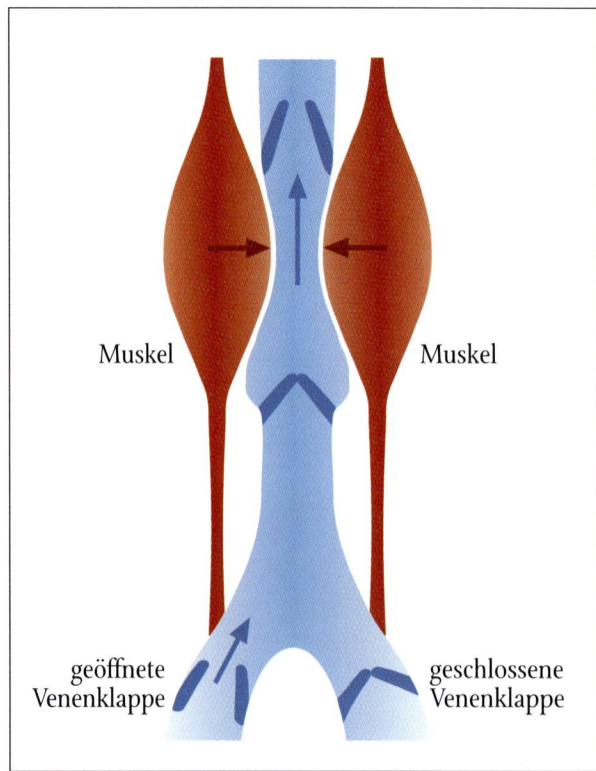

Muskel   Muskel

geöffnete   geschlossene
Venenklappe   Venenklappe

Wadenmuskelpumpe

Sprunggelenks- und Wadenmuskulatur entsteht ein Pump-Saug-Mechanismus, der die Blutgefäße regelmäßig zusammenpreßt und das venöse Blut nach oben befördert. Die Sogwirkung der Muskelaktivität hilft auch in anderen Körperregionen, das venöse Blut zum Herzen zu treiben: Der Einfluß der Atemtätigkeit bewirkt eine venöse Sogwirkung aus den Armen und der oberen Körperhälfte und im Bauchbereich – vor allem durch die Zwerchfellbewegung (Zwerchfellpumpe).

Eines der wichtigsten Pumpsysteme des venösen Blutstroms, das ständig aktiv ist, ist die Pulswelle der Arterien. Da meist zwei Venen mit einer Arterie in einer gemeinsamen Bindegewebshülle verlaufen, werden die benachbarten Venen durch die arterielle Pulswelle ausgepreßt und füllen sich bei abnehmenden Arteriendruck wieder. Sind die Venenklappen intakt, wird durch diese rhythmischen Druck- und Saugvorgänge der venöse Blutstrom in Richtung Herz gefördert (Arterien-Druck-Saugpumpe).

Goldene Regeln für Venenfitneß

- **SSS-Regel: Sitzen und Stehen ist schlecht**
- **LLL-Regel: Lieber Liegen und Laufen**

Krampfadern

▬ Krampfadern werden medizinisch als Varizen oder Varikose (Varicosis) bezeichnet und stellen die häufigste Erkrankung der oberflächlichen Venen dar. Der Name »Krampfader« hat nichts zu tun mit Krämpfen, beispielsweise Wadenkrämpfen, sondern leitet sich vom mittelalterlichen Begriff »Krum(b)ader« ab – aufgrund des sichtbar geschlängelten, krummen Erscheinungsbilds der erkrankten Blutgefäße.

Wie entstehen Krampfadern?

Am häufigsten gehen Krampfadern – wie auch Besenreiser – auf eine angeborene Venenwandschwäche zurück. Venenwandveränderungen und defekte Venenklappen verursachen dann in der Folge Durchblutungsstörungen der Beine und venösen Blutstau. Die Krampfadern treten meist zuerst an den Unterschenkeln auf, dem am weitesten vom Herzen entfernten Bereich des Körpers.

Primäre Varikose

Die erbliche Veranlagung zur Venenwandschwäche kann zahlreiche Funktionsstörungen des Venensystems und Krampfadern verursachen.

Medizinisch werden zwei Arten von Krampfaderleiden (Varikose) unterschieden.

Sekundäre Varikose

Wenn keine angeborene Venenschwäche vorliegt, können Verstopfungen (Thrombosen) und Verengungen (Stenosen) der tiefen Venen ein Krampfaderleiden der oberflächlichen Venen verursachen. Sind die tiefen Beinvenen verstopft, können die Venenklappen der Verbindungsvenen stark belastet und beschädigt werden: Blut staut sich dann durch die tiefe Abflußstörung in den oberflächlichen Venen, und der erhöhte Druck läßt die Venen dann sichtbar hervortreten – zumeist als geschlängelt verlaufende Krampfadern.

Krampfaderformen erkennen

Besenreiser und Krampfadern fallen meist sofort ins Auge: entweder durch die bläulich gefärbten kleinen Venen oder stärker aus der Haut hervortretende geschlängelte Gefäße. Da Besenreiser unter dem Mikroskop ein ähnlich krankhaft verändertes Bindegewebe wie echte Krampfadern zeigen, werden sie von der Medizin als harmloseste Erscheinungsform von Krampfadern betrachtet.

Besenreiservarikose

Der Name deutet auf das Erscheinungsbild dieser Krampfaderform hin: Besenreiserartig auseinanderstrebende, rotblaue dünne Gefäßäste, die unschön aussehen. Besenreiser treten meist ohne Grund auf und sind in der Regel harmlos. Vor allem während der Schwangerschaft können sich vorübergehend Besenreiser bilden. Besenreiser weisen auf eine bestehende – meist erblich bedingte – Venenwandschwäche hin.

Besenreiser weisen auf eine meist erblich bedingte Venenwandschwäche hin.

Netzvarikose

Kleine Krampfadern, die über dem Unter- und Oberschenkel verteilt auftreten können, werden als retikuläre (netzförmige) Varizen bezeichnet. Solche Krampfadern schimmern bläulich durch die Haut und werden besonders häufig bei Frauen im mittleren Alter beobachtet.

Verbindungsvenenvarikose

Sind die Verbindungsvenen – und deren Venenklappen – zwischen dem oberflächlichen bzw. tiefen Venensystem funktionsgestört, kann es zu einem Krampfaderleiden kommen. Beingeschwüre und venöse Stauungen werden durch eine solche Störung begünstigt.

Seitenastvarikose

Wenn die Seitenäste der Stammvenen der Beine betroffen sind, können sich Krampfadern in diesem Bereich bilden; Stamm- und Seitenastvarikose treten meist gemeinsam in Erscheinung.

Stammvarikose

Die große und die kleine Rosenvene am Bein gelten als wichtige Stammvenen des oberflächlichen Venensystems. Die Stammvarikose entsteht hauptsächlich durch Störungen der Schließfähigkeit der Venenmündungsklappen – die Stammvarikose entwickelt sich demnach von der Leiste ausgehend nach unten bis zum Knöchel hin.

Typische Beschwerden bei Krampfadern

- Schwere müde Beine (besonders im Sommer)
- Spannungsgefühl in den Beinen
- Geschwollene Unterschenkel und Knöchel (besonders am Abend, bei längerem Stehen oder Sitzen und bei Wärme)
- Wadenkrämpfe nachts (selten)
- Kribbeln oder Unruhegefühl in den Beinen (selten)

Venen unter Druck in der Schwangerschaft

Besenreiser oder Krampfadern sind eine häufige unerwünschte Begleiterscheinung der Schwangerschaft. Durch Hormonwirkungen weiten sich die venösen Gefäße, und es kann zu einem Blutandrang in den Venen kommen. Darüber hinaus ist die Gesamtblutmenge im Körper erhöht, und das heranwachsende Kind im Bauch der Mutter führt zu einem zunehmenden Druck auf die Bauch- und Beckenvenen – die Gefahr für Durchblutungsstörungen nimmt zu.

Zur Vorbeugung von Gefäßkomplikationen werden folgende Maßnahmen empfohlen:
- Bewegen Sie sich so viel wie möglich (Gehen, Wandern, Schwimmen, Radfahren) – vermeiden Sie langes Stehen oder Sitzen in Beruf und Freizeit (Flugzeug, Auto, Theater, Fernsehen).

So beugen Sie Besenreisern oder Krampfadern in der Schwangerschaft vor.

Tragen Sie auch 4 bis 6 Wochen nach der Schwangerschaft noch Kompressionsstrümpfe als Schutz vor Thrombosen.

- Sitzen Sie nicht zu tief, vermeiden Sie harte Stuhlkanten und schlagen Sie die Beine nicht übereinander.
- Tragen Sie vier bis sechs Wochen nach der Schwangerschaft Kompressionsstrümpfe, die vor Krampfadern und Thrombosen schützen.
- Lagern Sie die Beine so oft wie möglich hoch (vor allem in der Nacht).
- Kühlen Sie die Beine bei heißem Wetter.
- Vermeiden Sie lange Sonnenbäder und warme Bäder.
- Nehmen Sie möglichst keine Arzneimittel während der Schwangerschaft ein.

In den meisten Fällen verschwinden die lästigen Besenreiser und auch die Neigung zur Krampfaderbildung mit dem Ende der Schwangerschaft.

Gefahr durch verstopfte Venen

Während der Schwangerschaft können sich nicht nur unschöne Besenreiser bilden, sondern der gesamte Organismus der Frau stellt sich um, und viele Stoffwechselfunktionen verändern sich.

Eine Thrombose in den tiefen Venen kann zu einer tödlichen Lungenembolie führen.

Unter anderem besteht auch ein erhöhtes Risiko für gefährliche Blutgerinnselbildung (Thrombosierung). Thrombosen sind Blutgerinnsel oder Blutpropfe in ansonsten durchgängigen Gefäßen. Eine tiefe Venenthrombose ist ein schweres Krankheitsbild, das in ärztliche Behandlung gehört und zu lebensbedrohlichen Folgeerscheinungen (Lungenembolie) führen kann. Normalerweise gerinnt das Blut im Gefäßsystem nicht; Veränderungen der Venenwand, eine verlangsamte Blutströmung und eine veränderte Blutzusammensetzung können die Thrombosegefahr jedoch deutlich erhöhen. Am häufigsten kommt es in den Becken- und Beinvenen zu tiefen Thrombosen. Grundsätzlich können Thrombosen in allen Körpervenen vorkommen.

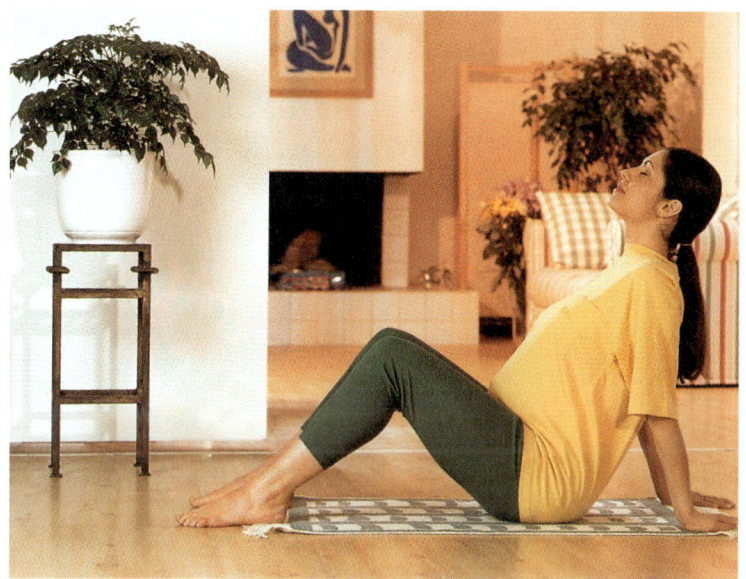

Gymnastik und Bewegung beugen der Gefahr einer Thrombose in der Schwangerschaft vor.

Thromboserisiko im Bein

Vor allem die Becken- und Beinvenen sind für tiefe Thrombosen gefährdet. Die Thrombosegefahr erhöht sich auch durch Bettlägerigkeit nach Schlaganfällen, größeren Operationen, Herzinfarkt, Hüftgelenksbrüchen sowie durch Gipsverbände und langes Sitzen bei Auto-, Flug- und Zugreisen. Darüber hinaus steigt die Thrombosegefahr auch nach Strahlentherapien (Schädigung der Gefäßwände), während der Schwangerschaft, durch Einnahme der Antibabypille – vor allem, wenn noch zusätzlich geraucht wird –, bei bereits bestehenden Venenleiden, etwa Krampfadern, sowie bei angeborenen Anomalien des Venen- und Gerinnungssystems. Die Gefahr von Beinthrombosen kann vor allem dadurch verringert werden, daß auf Genußgifte (Alkohol, Nikotin) verzichtet und ein bewegungsintensiver Lebensstil bevorzugt wird.

Darüber hinaus mindern vor allem Kompressionsstrümpfe oder eine ärztlich kontrollierte Behandlung mit blutverdünnend wirkenden Arzneimitteln das Thromboserisiko.

Schränken Sie Rauchen und den Genuß von Alkohol drastisch ein.

So beugen Sie Reisethrombosen vor

Wenn Sie nur gering gefährdet sind
- Gangplatz bei Flugreisen
- Häufig aufstehen und herumgehen
- Venentraining im Sitzen und Stehen
- Gelenke beugen und strecken
- Häufige Pausen bei Autofahrten
- Viel Flüssigkeit trinken
- Auf Alkohol verzichten
- Nicht Rauchen
- Auf Beruhigungs- oder Schlafmittel bei Flugreisen verzichten

Wenn Sie mäßig gefährdet sind
- Zusätzlich Kompressionsstrümpfe
- Ärztliche Beratung vor dem Reiseantritt

Wenn Sie stark gefährdet sind
- Zusätzlich blutgerinnungshemmende Heparinspritzen
- Ärztliche Beratung vor dem Reiseantritt

Warnzeichen der Thrombose

Suchen Sie bei Verdacht auf eine tiefe Venenthrombose sofort den Arzt auf.

Deutliche Hinweiszeichen auf eine tiefe Venenthrombose sind ein plötzlicher dumpfer ziehender Waden-, Kniekehlen- oder Fußsohlenschmerz, angespannte Wadenmuskulatur, plötzliche Schwellungen im Knöchelbereich und eine zunehmende Anschwellung des ganzen Beines. Läßt man das Bein herabhängen, kann es sich blau verfärben – gelegentlich kommt es zu Fieber oder leichten Allgemeinbeschwerden. Bei Hinweiszeichen auf eine akute tiefe Venenthrombose sollten Sie sofort einen Arzt aufsuchen. In der Klinik können mit modernen Diagnoseverfahren (Phlebographie,

Ultraschalluntersuchungen) tiefe Venenthrombosen rasch erkannt werden.

Löst sich ein Blutgerinnsel von der Venenwand – etwa im Bein –, wird dieses Gerinnsel mit dem Blutstrom zum Herzen geschwemmt und gelangt von dort in die Blutstrombahn der Lungen. Durch den Blutpropf (Embolus) kann ein Lungengefäß verschlossen werden. Dies führt zum Blutrückstau bis zum rechten Herzen, zur akuten Atemnot und zum beschleunigten Puls. Jährlich sterben in Deutschland schätzungsweise 20 000 bis 30 000 Menschen an einer Lungenembolie – der gefährlichsten Komplikation venöser Durchblutungsstörungen. Fast immer stammen die Blutgerinnsel aus Becken- und Beinvenen. Bei kleineren Lungenembolien können gar keine Symptome oder nur leichte atemabhängige Schmerzen spürbar sein. Schwere Lungenembolien führen zu starken Schmerzen hinter dem Brustbein – das Beschwerdebild gleicht dem Herzinfarkt. Leider werden Lungenembolien häufig nicht rechtzeitig erkannt.

Anzeichen für eine Lungenembolie

- Plötzlich einsetzende Atemnot
- Todesangst
- Schock
- Rippenfellschmerzen
- Beschleunigter Puls
- Schweißausbruch
- Bluthusten

Diagnose von Besenreisern

■ Obwohl Besenreiser leicht zu erkennen sind – gerade deshalb werden sie ja auch als störend empfunden –, muß vor der Entscheidung für eine Behandlung der Funktionszustand des Venensystems überprüft werden. Dafür stehen verschiedene medizinische Diagnoseverfahren zur Verfügung. Da Besenreiser auch ein Hinweiszeichen auf ein Krampfaderleiden sein können, werden zunächst einfache, schmerzlose und unblutige Diagnosemethoden benutzt, um die Harmlosigkeit der Gefäßveränderungen abzusichern:

Drei einfache Diagnosemethoden reichen für den Arzt in der Regel aus, um den Funktionszustand der Beinvenen zu beurteilen.

- Die Befragung des Patienten durch den Arzt (Anamnese): Gegenstand der Befragung sind möglicherweise bestehende aktuelle Beschwerden, in der Familie aufgetretene Erkrankungen und die Befindlichkeit des Betroffenen im Alltagsleben.
- Die Begutachtung (Inspektion) und Abtastung (Palpation) der Beine.
- Die Doppler-Ultraschalluntersuchung (Doppler-Sonographie, Duplexsonographie, Farbduplexsonographie).

Wie werden Besenreiser / Venenleiden festgestellt?

»Unblutige« (nicht-invasive) Methoden:
- Befragung (Anamnese)
- Anschauen und Abtasten der Beine (Inspektion und Palpation)
- Doppler-Ultraschalluntersuchung (Doppler-Sonographie, Duplexsonographie, Farbduplexsonographie)
- Muskelpumpentest (Lichtreflexionsrheographie, Photoplethysmographie)

»Blutige« (invasive) Methoden:
- Venenröntgen (Phlebographie)
- Venendruckmessung (Phlebodynamometrie)

Befragung

Bei der sogenannten Krankheitsgeschichte oder Anamnese stellt Ihnen der Arzt zahlreiche Fragen, die Ihren Lebensalltag, durchgemachte oder bestehende Erkrankungen oder auch eine familiäre Veranlagung für bestimmte Erkrankungen betreffen können.

Wichtige Fragen zur Krankengeschichte

- **Allgemeine Fragen:**
  Alter? Größe? Körpergewicht? Beruf – sitzen oder stehen Sie viel? Ernährung? Sport und körperliche Bewegung? Rauchen Sie? Konsumieren Sie häufig alkoholische Getränke? Illegale Drogen?
- **Beschwerden:**
  Wann? Bei welchen Gelegenheiten? Wie oft? Wie stark?
- **Bestehende oder durchgemachte Krankheiten:**
  Welche? Herz-Kreislauf- oder Gefäßkrankheiten? Allergien? Drüsenfunktionsstörungen? Operationen? Längere Bettlägerigkeit?
- **Arzneimitteleinnahme:**
  Wenn ja, welche, wie oft und in welcher Dosierung? Nehmen Sie Nahrungsergänzungsmittel (Vitamin-, Mineralstoffpräparate)?
- **Beine:**
  Wasseransammlungen (Ödeme)? Schmerzen? Knochenbrüche?
- **Frauen:**
  Schwangerschaften? Schwangerschaftskomplikationen? Antibabypille? Hormonersatztherapie?
- **Familie:**
  Familiäre Herz-Kreislauf- oder Gefäßerkrankungen (Herzinfarkt, Thrombosen, Fettstoffwechelstörungen, Bluthochdruck, Venenleiden)?

Bei Besenreisern ohne weitere Beschwerden kann Ihnen Ihr Arzt auch Ratschläge geben, wie Sie Verhaltensweisen, die Besenreiser fördern, vermeiden können.

Mit Hilfe Ihrer Antworten kann sich der Arzt über Ihre persönlichen Risikofaktoren oder eine erbliche Veranlagung für bestimmte Erkrankungen informieren und feststellen, ob eine bestimmte Therapie ein Risiko für Sie darstellt. Am besten ist es, Sie beantworten die Fragen so genau wie möglich, vor allem wenn Sie aktuelle Beschwerden haben – etwa Sitz, Art und Stärke von Schmerzen.

Anschauen und Abtasten

Nach der Befragung wird der Arzt Ihre Beine in Augenschein nehmen. Er wird die Lage und Färbung der veränderten Gefäße begutachten. Möglicherweise wird der Arzt Ihre Beine zunächst im Stehen von hinten und von vorne betrachten – bei einem Verdacht auf Krampfadern oder einer Erkrankung des tiefen Venensystems kann auch eine Begutachtung in Horizontal- oder Schräglage sinnvoll sein. Krampfadern füllen sich im Stehen und entleeren sich, wenn die Beine hoch gelagert werden.

Darüber hinaus werden auch die Haut und vor allem die Fußknöchel inspiziert – eine mögliche chronische Venenschwäche zeigt sich meist zuerst an den Fußknöcheln, die durch die venöse Abflußstörung anschwellen können. Mit einem gezielten Griff in die Waden- und Oberschenkelmuskulatur können Veränderungen tiefer liegender Venen erfaßt werden. Bei »dicken Beinen« drückt der Arzt mit dem Finger in das Beingewebe – wenn eine weiße Delle zurückbleibt, wird dies als Hinweis auf eine Flüssigkeitseinlagerung im Gewebe (Ödem) gedeutet, die durch venöse Durchblutungsstörungen verursacht werden kann.

Doppler-Untersuchung

Die wichtigste Untersuchung der Venenfunktion erfolgt mittels Ultraschall (Doppler-Sonographie). Diese Methode ist nach dem österreichischen Physiker Christian Doppler benannt, der den zugrundeliegenden physikalischen Effekt bereits 1842 beschrieb. Dieser sogenannte Doppler-Effekt beruht darauf, daß sich die Schwingungshäufigkeit (Frequenz) von Schallwellen ändert, wenn sie von sich bewegenden Körpern reflektiert werden. In der Gefäßbahn sind die einzelnen Blutkörperchen diese beweglichen Körper, deren Geschwindigkeit mit der Doppler-Methode bestimmt werden kann. Auf diese Weise kann mit Hilfe des Ultraschalls die Strömungsgeschwindigkeit und -richtung des Blutes beobachtet werden. Darüber hinaus lassen sich auch Strömungs- und Abflußhindernisse erkennen, und die Funktionsfähigkeit der Venenklappen wird beurteilbar.

Mit Hilfe von Ultraschall werden die Strömungsgeschwindigkeit und die -richtung des Blutes bestimmt.

Doppler-Sonographie

Die Untersuchung erfolgt im Liegen oder im Stehen und ist völlig schmerzfrei. Zunächst wird ein kühles Gel auf die zu untersuchende Hautregion aufgetragen, um die Meßqualität zu verbessern. Dann setzt der Arzt den bleistiftgroßen Schallkopf direkt auf die Vene auf. Die Schallsignale stehen akustisch als fauchendes Zischen (hohe Töne bei schneller und tiefe Töne bei langsamer Strömungsgeschwindigkeit) und als graphisch aufgezeichnete Kurvendarstellung zur Verfügung. Tiefes Einatmen unterbricht das Signal, intensives Ausatmen verstärkt es. In der Regel werden mehrere Venenregionen geschallt:

• die Oberschenkelvene in der Leiste
• die Kniekehlenvene
• Venen am vorderen Unterschenkel und am Sprunggelenk
• die große und kleine Rosenvene

Die Meßergebnisse weisen meist deutlich auf normale oder gestörte venöse Blutflußverhältnisse hin.

Duplex- und Farbduplexsonographie

Wenn Sie an Besenreisern leiden, gibt die Duplex- und Farbduplexmethode, eine Weiterentwicklung der Doppler-Sonographie, schnell und zuverlässig Auskunft über die Blutflußverhältnisse in Ihren Beinvenen. Das Verfahren liefert bildliche Informationen darüber, ob eine Vene intakt ist, wieviel Blut darin fließt, ob möglicherweise ein Gerinnsel den Blutfluß behindert und wie alt es ist.

Das Untersuchungsverfahren entspricht der Doppler-Methode mit dem Unterschied, daß ein Bild von der Schallzone erzeugt wird, das interpretiert werden kann. Beim Farbduplex-Verfahren wird die Strömungsrichtung des Blutes in Farbe angezeigt: meist Rot zum Schallkopf hin und Blau vom Schallkopf weg. Mit Hilfe dieser Farbmarkierungen lassen sich Arterien und Venen gut unterscheiden sowie schadhafte Venenklappen und venöse Blutströmungsstörungen erkennen.

Doppler- und Duplex-Verfahren sind heute meist in einem einzigen Gerät integriert und werden in der Regel gleichzeitig ausgeführt. Bei Besenreisern wird ein Arzt, der mit der Interpretation der gewonnenen Bilder ausreichend Erfahrung hat, den Funktionszustand der Venen weitgehend beurteilen können, so daß meist keine weiteren Untersuchungen mehr nötig sind.

Besenreiser-Spezialisten

Zur Untersuchung und Behandlung von Besenreisern sollten Sie sich nur Ärztinnen und Ärzten anvertrauen, die sich auf dieses Fachgebiet spezialisiert haben.

In Deutschland

In Deutschland können Ärzte durch Weiterbildung die Zusatzbezeichnung »Phlebologie« erwerben, das heißt, diese Ärzte beschäftigen sich besonders intensiv mit der Diagnose und Therapie von Venenleiden. Spezialisten für Blutgefäße insgesamt (Arterien und Venen) tragen die Zusatzbezeichnung »Angiologie«. Häufig sind dies Ärzte für Innere Medizin, Hautärzte (Dermatologen), Chirurgen oder Ärzte für Allgemeinmedizin.

Darüber hinaus gibt es medizinische Fachgesellschaften wie die Arbeitsgemeinschaft Dermatologische Kosmetologie (ADK) und die Deutsche Dermatologische Lasergesellschaft (DDL) – ein Zusammenschluß von Ärzten, die sich um eine seriöse Beratung, Diagnose und Therapie bei kosmetisch störenden Besenreisern sowie anderen Hautveränderungen (Feuermale, Entfernung von Tätowierungen oder störendem Haarwuchs) bemühen.

In Österreich

In Österreich dürfen Dermatologen und Internisten nach erfolgreichem Abschluß einer dreijährigen Fachausbildung die Zusatzbezeichnung »Angiologie« tragen. Die Bezeichnung »Phlebologie« ist in Österreich rechtlich nicht definiert und sagt deshalb nichts über eine spezielle Qualifikation aus.

In der Schweiz

In der Schweiz ist »Phlebologie« ebenfalls kein medizinisch-rechtlich definierter Zusatztitel. Einige Dermatologen, Chirurgen und Internisten in der Schweiz haben sich jedoch im Rahmen der Schweizerischen Gesellschaft für Phlebologie (SGP) auf die Diagnose und Therapie von Venenleiden spezialisiert. Solche – in der Regel qualifizierte – Ärzte beziehungsweise SGP-Mitglieder dürfen dann die Bezeichnung »Phlebologie SGP« führen.

Lassen Sie Besenreiser nur von einem erfahrenen Gefäßspezialisten behandeln.

Um den angestrebten Therapieerfolg zu sichern und unnötige Komplikationen oder Belastungen zu vermeiden, ist es äußerst wichtig, einen erfahrenen Arzt zu finden, der medizinische und kosmetische Kompetenz besitzt und mit allen Fragen der Besenreiser-Behandlung vertraut ist. Er wird Sie umfassend über die geeigneten Therapieverfahren informieren.

Wenn Sie beabsichtigen, störende Besenreiser entfernen zu lassen, sollten Sie sich in jedem Fall von einem Spezialisten auf diesem Fachgebiet – Phlebologen, Angiologen und kosmetisch orientierte Dermatologen – beraten und gegebenenfalls behandeln lassen.

Entsprechende Kontaktadressen finden Sie im Anhang dieses Buches (siehe Seite 94f.).

Der »richtige« Therapeut ist unter anderem daran zu erkennen, daß er Ihnen keine »Heilversprechungen« macht, sondern Sie sachlich über die Vor- und Nachteile der jeweiligen Verfahren und über mögliche Nebenwirkungen informiert – auch wenn Sie dies nicht so gerne hören möchten. Die Partnerschaft zwischen Therapeut und Patient und das daraus abgeleitete Vertrauen in die Fähigkeiten und Kompetenz des Arztes sind die entscheidenden Voraussetzungen für ein für beide Seiten erfolgreiches Behandlungsergebnis.

So finden Sie einen guten Gefäßspezialisten

- Fragen Sie Ihren Hausarzt, von wem er sich in einem solchen Fall behandeln lassen würde.
- Erkundigen Sie sich in Ihrem Kollegen-, Freundes- und Bekanntenkreis, welche Erfahrungen bei ähnlichen Problemen mit bestimmten Ärzten oder Kliniken gemacht wurden.
- Nehmen Sie Kontakt mit einer der im Anhang dieses Buches aufgeführten Fachgesellschaften auf.
- Bevorzugen Sie Ärzte mit der Gebietsbezeichnung »Angiologie« oder »Phlebologie«.
- Lassen Sie sich im Vorgespräch ausführlich über die vorgesehene Behandlungsmethode, das zu erwartende Therapieergebnis und die voraussichtlichen Kosten informieren.

Behandlung von Besenreisern

■ Wenn Sie störende Besenreiser an den Beinen nicht ignorieren wollen und sich entschlossen haben, etwas dagegen zu unternehmen, stehen Ihnen nur zwei Möglichkeiten zur Verfügung: die kosmetische Abdeckung und verschiedene operative Verfahren.

Entscheidung für die Schönheit?

Eine medizinisch begründete Notwendigkeit (Indikation) zur Behandlung von Besenreisern – bei sonst fehlenden Beschwerden oder nachweisbaren Venenerkrankungen – liegt in der Regel nicht vor. Die Medizin spricht hier von einer kosmetischen Indikation. Frauen und Männer, die unter störenden Besenreisern leiden, müssen die Entscheidung für eine Behandlung selbst treffen. Schöne Beine haben jedoch ihren Preis: Die kosmetische Behandlung von Besenreisern ist mit – wenn auch meist geringen – Unannehmlichkeiten verbunden und wird in der Regel nicht von den Krankenkassen bezahlt.

Camouflage

Wollen Sie sich keiner Operation unterziehen oder legen Sie nur gelegentlich Wert darauf, daß die Besenreiser unsichtbar bleiben, zum Beispiel bei öffentlichen Auftritten, empfiehlt sich eine Abdeckung der betroffenen Hautbereiche; dafür gibt es spezielle medizinische Kosmetika, die Sie in Apotheken bekommen. Dieses Verfahren wird auch als Camouflage (frz. camoufler: verbergen, maskieren) bezeichnet. Es ist besonders für Frauen sinnvoll, die im Badeanzug oder wenn kurze Röcke getragen werden neugierigen Blicken auf Oberschenkel und Beine vorbeugen möchten. Eine solche kosmetische Abdeckung stärkt das Selbstbewußtsein, wenn

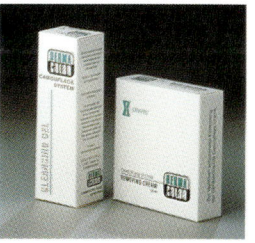

Camouflage-Makeup-System

Frauen dadurch nicht mehr fürchten müssen, daß die unschönen Besenreiser an den Beinen alle Blicke auf sich ziehen könnten.

Anwendung von Camouflage-Makeup-Systemen

Camouflage-Makeup-Systeme für die Beine gibt es in verschiedenen speziell angepaßten Farben. Die Anwendung ist einfach:

- Das Makeup wird dünn auf die Haut aufgetragen und ist meist nach wenigen Minuten wasserfest und schweißbeständig.
- Mit einem Fixierspray kann die Beständigkeit beziehungsweise Abriebfestigkeit noch weiter verbessert werden.
- Das Makeup ist in der Regel den ganzen Tag haltbar – Parties, sportliche Aktivitäten, Schwimmbadbesuche, Fototermine und geschäftliche oder gesellschaftliche Anlässe, bei denen die Frau Beine zeigen soll, werden dann nicht zum unnötigen Spießrutenlauf, nur weil die Beine nicht dem gängigen Schönheitsideal entsprechen.
- Am Abend wird das Makeup mit einem Cleansing-Gel und klarem Wasser wieder entfernt.

Lassen Sie sich von einer Kosmetikerin beraten, welches Makeup Ihrem Hauttyp entspricht.

Körpermakeup hat gegenüber anderen Besenreiser-Behandlungsformen den entscheidenden Vorteil, daß Sie keine unerwünschten Nebenwirkungen befürchten müssen – vorausgesetzt Sie leiden nicht an einer Allergieneigung oder Überempfindlichkeitsreaktion auf bestimmte Inhaltsstoffe von Kosmetika. Sie können sich natürlich auch von einer Kosmetikerin darüber beraten lassen, welche Makeupform für Ihren Hauttyp am besten geeignet ist.

Minimal invasive Besenreiser-Therapie

Falls Sie sich für eine dauerhafte Lösung des Besenreiser-Problems entscheiden, stehen verschiedene Behandlungsverfahren mit unterschiedlicher Erfolgswahrscheinlichkeit und unterschiedlichen Nebenwirkungen zur Verfügung. Wenn Sie bereits einen Gefäßspezialisten Ihrer Wahl gefunden haben und die Basisuntersuchungen des Beinvenensystems keine anderen krankhaften

Befunde ergeben haben – also nur die kosmetisch störenden Besenreiser behandelt werden sollen –, sind die Aussichten auf einen zufriedenstellenden Behandlungserfolg günstig. Dennoch muß man zugeben, daß eine optimale Besenreiser-Therapie gegenwärtig noch nicht existiert.

Als Standardverfahren mit der höchsten Erfolgswahrscheinlichkeit gilt derzeit immer noch die Verödung (Sklerosierungstherapie). Dies bedeutet jedoch nicht, daß im Einzelfall nicht auch eine Laser- oder Blitzlampen-Behandlung – oder sogar eine Kombinationstherapie – erfolgversprechend ist. Für die Auswahl der geeigneten Behandlung kommt es entscheidend auf die Kompetenz und Geschicklichkeit des behandelnden Arztes an. Für die Besenreiser-Therapie – wie auch für medizinische Behandlungen insgesamt – gilt, daß es eine einzige, bei jedem Menschen wirksame Behandlungsform nicht gibt. Um eine möglichst sichere Voraussage über das zu erwartende Behandlungsergebnis zu bekommen, sollte eine umfassende Beratung durch den Phlebologen oder Angiologen stattfinden, welches Verfahren zur Behandlung der Besenreiser für Sie am besten geeignet ist.

Für die Auswahl der geeigneten Behandlungsmethode ist die Kompetenz des Arztes entscheidend.

Keine überzogenen Erwartungen!

Da weder die mit zunehmendem Alter steigende Wahrscheinlichkeit einer Venenschwäche noch eine anlagebedingte Venenschwäche rückgängig gemacht werden können, sollte das Ziel einer Besenreiser-Therapie nicht zu hoch gesteckt werden. In der Regel führt eine individuell angepaßte und korrekt ausgeführte Behandlung zum Erfolg.

Grundsätzlich können Besenreiser durch eine Therapie nicht in jedem Fall dauerhaft beseitigt werden – das heißt, Gefäßveränderungen können erneut auftreten. Darüber hinaus kann eine Besenreiser-Behandlung auch das Auftreten neuer Besenreiser regelrecht provozieren. Die beste Vorbeugung gegen Venenerkrankungen und Besenreiser ist die Bewegung der Beine!

Besenreiser-Therapieverfahren

Verfahren	Erfolgsquote
Verödung	50–90 %
Laser	30–60 %
Blitzlampe	30–60 %
Bipolare Elektrokoagulation	60–70 %
Stichelung (selten erforderlich)	unterschiedlich

Verödung

Als Standardtherapie bei Besenreisern gilt seit vielen Jahrzehnten die Verödung (Sklerosierung). Diese Behandlungsform wurde schon im 19. Jahrhundert bei größeren Krampfadern eingesetzt; seit den 30er Jahren dieses Jahrhunderts wendet man sie auch bei Besenreisern an.

Vor Beginn der Verödungsbehandlung wird der Arzt Sie in jedem Fall befragen, sich Ihre Beine anschauen und eine Doppler- beziehungsweise Duplex- oder Farbduplex-Ultraschalluntersuchung durchführen. Wenn keine weiteren Schäden, vor allem am tiefen Venensystem, gefunden werden, stehen die Chancen für einen Therapieerfolg gut.

Was bedeutet Verödung?

Der Arzt spritzt mit einer sehr feinen Nadel eine Verödungsflüssigkeit in die Besenreisergefäße ein; anschließend preßt er die behandelten Gefäße mit einem Tupfer zusammen und legt einen Kompressionsverband an. Schrittweise werden so an verschiedenen Tagen unschöne Besenreiser verödet. Das eingespritzte Verödungsmittel wirkt reizend auf die Gefäßinnenhaut und verursacht eine lokale Gefäßentzündung. Durch Entzündungsreaktionen quellen

Die beste Vorbeugung gegen Besenreiser ist die Bewegung der Beine.

die Gefäßwandzellen auf, lösen sich ab, und es bildet sich ein Blutgerinnsel (Abscheidungsthrombus), das das Blutgefäß verstopft. Durch die anschließende Kompression wird das Gefäß zusammengepreßt, so daß kein Blut mehr durch das Gefäß fließen kann. Während eines längeren Zeitraums baut der Körper allmählich dieses nutzlos gewordene Gefäß ab – die Besenreiser sind verschwunden.

Die Verödung gilt seit vielen Jahren als Standardverfahren in der Behandlung von Besenreisern.

Sie müssen jedoch nicht befürchten, daß es durch die Ausschaltung der kleinen Besenreiser zum Blutstau im Bein kommt, denn es gibt mehr als genug kleine Hautvenen. Darüber hinaus verbessern sich die venösen Blutflußverhältnisse im Bein, da Venenblut, das ja zum Herzen transportiert werden muß, nicht mehr in defekten Venen »versackt«.

Was kostet eine Verödungsbehandlung?

- In Deutschland muß man mit etwa 100 bis 150 DM pro Sitzung rechnen. Liegt eine medizinische Begründung für die Behandlung vor, übernehmen die Krankenkassen die Therapiekosten.
- In Österreich werden etwa 500 bis 1000 Schilling für eine Behandlung verlangt – nur in medizinisch begründeten Einzelfällen übernimmt auch hier die Krankenkasse die Behandlungskosten.
- In der Schweiz müssen etwa 60 bis 120 Franken pro Therapiesitzung bezahlt werden.

Wie wird die Verödung durchgeführt?

Die Verödungsbehandlung wird in der Regel ambulant durchgeführt. Es ist sinnvoll, daß Sie vor Beginn der Therapie gemeinsam mit Ihrem Arzt einen Behandlungsplan aufstellen, in dem festgelegt wird, wann welche und wieviele Besenreiser verödet werden sollen. Wenn Sie alle Besenreiser loswerden wollen, sind meist mehrere Therapiesitzungen erforderlich. Jedes Besenreisergefäß wird einzeln angestochen, wobei das Verödungsmittel im Liegen oder in leicht schräger Körperlage injiziert wird. Anschließend wird die Injektionsstelle mit einem Wattetupfer mit Hilfe eines Pflasterstreifens komprimiert. Der Eingriff ist zwar unangenehm, aber nicht unbedingt schmerzhaft.

Welche Verödungsmittel werden verwendet?

Als Verödungsmittel wird in der Regel Polidocanol verwendet.

In der Regel wird Polidocanol (Aethoxysklerol®) meist in einer Konzentration von 0,5 % als Verödungsmittel benutzt. Erkundigen Sie sich bei Ihrem Arzt, ob er dieses Mittel verwendet, da es auch stärker wirksame jodhaltige Verödungssubstanzen gibt, die verschiedene Nebenwirkungen und Unverträglichkeitsreaktionen auslösen können.

Polidocanol wird je nach Ausdehnung und Größe der zu behandelnden Gefäße mehr oder weniger stark verdünnt. Meist beginnt der Arzt mit geringeren Konzentrationen und steigert diese, wenn der Behandlungserfolg nicht überzeugend ist. Pro Therapiesitzung sollten nicht mehr als zwei Ampullen Verödungsmittel verbraucht werden. Im Abstand von vier bis acht Wochen können dann weitere Besenreiser verödet werden.

Wichtig

Für eine wirksame Verödungsbehandlung ist die Geschicklichkeit und Erfahrung des Arztes besonders gefragt, denn es kommt nicht auf die Konzentration des Verödungsmittels in der Spritze, sondern auf eine wirksame Konzentration im Besenreisergefäß an. Ebenso hängt die Sicherheit der Therapie sehr stark von der Erfahrung und Übung des ausführenden Arztes ab, da zu viel Verödungsmittel das Nebenwirkungsrisiko steigert und zu wenig Verödungsmittel den Therapieerfolg gefährdet.

Wie sieht die Nachbehandlung nach einer Verödung aus?

Nach einer Verödungstherapie muß ein Kompressionsstrumpf getragen werden. Wie lange dies erforderlich ist, wird von der Ärzteschaft unterschiedlich beurteilt. Die meisten Ärzte empfehlen einen Kompressionsverband für einen Zeitraum von bis zu 24 Stunden – im Einzelfall kann Ihr Arzt jedoch auch das Tragen von Kompressionstrümpfen für einen Zeitraum von ein bis zwei Wochen befürworten. Sie sollten in jedem Fall Ihrem Arzt vertrauen und seine Anweisungen befolgen. Etwa eine Woche nach dem Eingriff wird der Verband abgenommen und das Ergebnis begutachtet.

Welche Nebenwirkungen sind möglich?

Da die kleinen oberflächlichen Hautgefäße sehr gut sichtbar sind, kommt es bei einem geübten Operateur kaum vor, daß das Verödungsmittel neben statt in das Gefäß injiziert wird. Gelangt Verödungsmittel in umliegendes Gewebe, kann es zu Entzündungsreaktionen mit Geschwürbildung kommen. Wenn das Verödungsmittel in die tiefen Venen gelangt, kann es auch dort zu Entzündungserscheinungen kommen. Gering belastende leichte und vorübergehende Nebenwirkungen sind lokale Hautreaktionen an der Einstichstelle wie Rötung oder ein kleiner Bluterguß. Darüber hinaus kann sich auch die Haut verfärben – sie erscheint dann im Verödungsbereich etwas dunkler. Diese braunen Flecken sind gelegentlich recht hartnäckig und bilden sich nur langsam zurück. Es kann auch sein, daß im Verödungsbereich weitere kleine Hautäderchen platzen, die dann als rote Punkte mit spinnwebförmigen Ausläufern erscheinen. Nur bei deutlich weniger als einem Prozent der behandelten Patienten muß mit Komplikationen gerechnet werden.

Das Nebenwirkungsrisiko einer Verödungsbehandlung bei Besenreisern ist insgesamt sehr gering.

Wann darf eine Verödung nicht durchgeführt werden?

In bestimmten Situationen oder bei bestimmten Erkrankungen kann eine Verödungsbehandlung nicht durchgeführt werden. Bei größeren Besenreisergefäßen ist das Nebenwirkungsrisiko durch das Verödungsmittel zu groß – in solchen Fällen kann eine operative Entfernung (Phlebektomie) sinnvoller sein. Da die Bewegung der Beine für den Therapieerfolg von entscheidender Bedeutung ist, kann die Verödungstherapie bei Bettlägerigkeit oder eingeschränkter Gehfähigkeit nicht empfohlen werden.

Gegenanzeigen für eine Verödungsbehandlung

- Größere Besenreisergefäße
- Bettlägerigkeit
- Akute Venenentzündung
- Wassereinlagerungen im Beingewebe (Ödeme)
- Schwere Durchblutungsstörungen (periphere arterielle Verschlußkrankheit)
- Schlechter allgemeiner Gesundheitszustand
- Schwangerschaft (Besenreiser verschwinden nach der Geburt des Kindes häufig von selbst)
- Schwere Herz-, Leber- und Nierenfunktionsstörungen

Welcher Behandlungserfolg ist zu erwarten?

Der Erfolg einer Sklerotherapie liegt bei über 90 %.

Vergleicht man die Erfolgsraten der verschiedenen Methoden, so schneidet die Verödung im Vergleich zu neueren Verfahren immer noch am besten ab. In bis zu mehr als 90 Prozent der Fälle kann mit einem dauerhaften Behandlungserfolg gerechnet werden. In der Regel sind nur ein oder zwei Therapiesitzungen pro Besenreisernetz erforderlich, um durch Verödung ein zufriedenstellendes kosmetisches Behandlungsergebnis zu erreichen.

Besonders gut sind die Erfolgsaussichten der Verödung, wenn die Basisuntersuchungen keine tiefer gehende Schädigung des Venensystems der Beine ergeben haben. Eine hundertprozentige Garantie, daß die störenden Besenreiser für immer beseitigt werden können, gibt es aber leider nicht. Bei etwa fünf Prozent der behan-

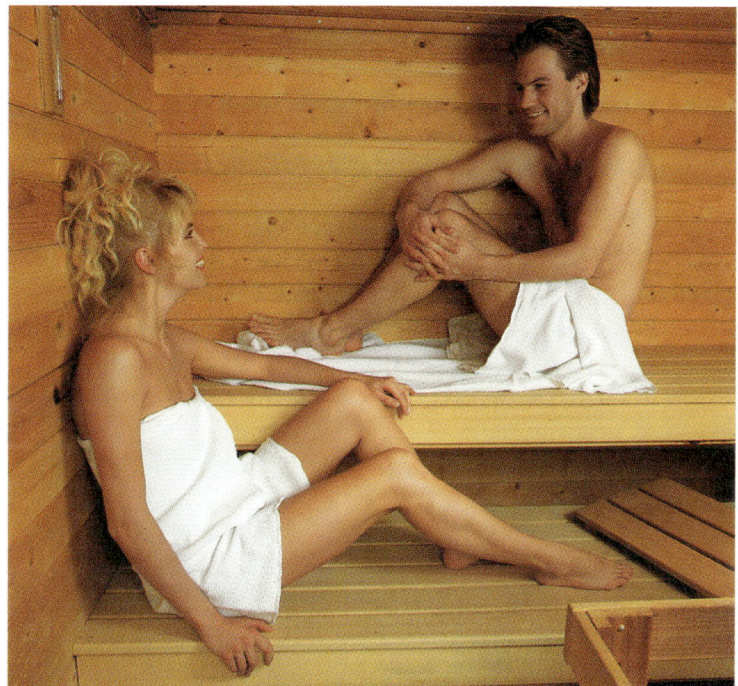

*Nach der Verödungs-
behandlung sollten
Sie für etwa 6 bis
8 Wochen auf Sauna-
besuche verzichten.*

delten Patienten muß nach einer Verödungstherapie mit einem
erneuten oder sogar stärkeren Auftreten von Besenreisern gerechnet werden. Der Behandlungserfolg kann jedoch in der Regel
dadurch abgesichert werden, daß Risikofaktoren für Besenreiser
vermieden werden und der Lebensstil auf mehr Bewegung pro-
grammiert wird. Insbesondere die regelmäßige und ausgiebige
Betätigung der Sprunggelenke und die Aktivierung der Wadenmuskelpumpe sowie das Tragen optimal angepaßter Kompressionsstrümpfe helfen, Besenreisern wirksam vorzubeugen.

*Sorgen Sie für mehr
Bewegung, um den
Behandlungserfolg
dauerhaft zu sichern.*

Gelegentlich können durch Verödung nicht alle Besenreiser vollständig beseitigt werden. Besenreiser treten dann nach einiger Zeit
erneut auf. Der endgültige Behandlungserfolg ist nach etwa zwei
Monaten erreicht. Die Verödung kann in jedem Lebensalter durchgeführt und beliebig oft wiederholt werden.

47

Vorsicht Sonne!

Nach einer Verödung erscheinen die Besenreiser zunächst besonders gerötet – dann dunkeln die behandelten Gefäße nach, und die Besenreiser sind nicht mehr sichtbar. Sauna, Sonnenbäder, Solarium und unnötige Erwärmung der Beine sollten während der ersten zwei Monate nach der Therapie vermieden werden. Aus diesem Grund empfehlen Experten, eine Besenreiser-Verödung während der sonnenarmen Monate (September bis April) durchführen zu lassen.

Lasertherapie

Laserstrahlen werden in der Medizin zur Behandlung verschiedener Erkrankungen eingesetzt.

Der Begriff Laser ist die Abkürzung der englischen Bezeichnung Light-Amplification by Stimulated Emission of Radiation. Laserstrahlen sind stark gebündeltes Licht, das bei Auftreffen auf menschliches Gewebe Wärmeeffekte verursacht. Laserstrahlung kann in der Medizin zur Behandlung unterschiedlicher Erkrankungen eingesetzt werden – etwa bei Netzhauterkrankungen am Auge oder in der Tumortherapie.

In der kosmetischen Dermatologie gibt es verschiedene Einsatzgebiete für die Anwendung unterschiedlicher Lasergeräte: Entfernung von Besenreisern, Blutschwämmen, Tätowierungen, Feuermalen oder störendem Haarwuchs in unterschiedlichen Hautregionen (Kopf, Körper, Gliedmaßen). Unabdingbar für den erfolgreichen Einsatz von Lasern bei Hautveränderungen und Besenreisern sind die Erfahrung des Arztes sowie eine umfassende Aufklärung des Patienten über die Methode und die Risiken, Nebenwirkungen und Erfolgsaussichten der Lasertherapie. Die Laserbehandlung von Besenreisern ist eine echte Alternative zur Verödungstherapie. Kleinere Blutgefäße (Gefäßdurchmesser kleiner als 0,5 Millimeter) können mit dem Laser wirksamer behandelt werden als größere (Gefäßdurchmesser größer als 1 Millimeter) und tiefer gelegene Gefäße.

Wie wirken Laserstrahlen?

Laserlichtenergie verwandelt sich im menschlichen Gewebe in Wärme. Durch diesen thermischen Effekt schrumpfen Gewebeteile und lösen sich auf, verdampft Flüssigkeit und können Besenreisergefäße »verschweißt« und undurchgängig gemacht werden. Die Laserimpulse werden von Patienten als unangenehm und so schmerzhaft wie kleine heiße Nadelstiche empfunden.

Welche Nebenwirkungen können auftreten?

Nach einer Laserbehandlung kann es wie nach einer Verödung zu fleckförmigen Hautverfärbungen (Pigmentierung) kommen. Diese Erscheinungen sind jedoch meist nur vorübergehender Natur. Gelegentlich tritt auch eine Narbenbildung durch Schädigung von umgebendem Gewebe auf – Narbenbildung war eine häufige Nebenwirkung bei Anwendung früherer Lasergerätegenerationen. Bei gepulsten Lasern kommt es bis zu 24 Stunden nach der Behandlung zu einer Hautrötung – bleibende Hautverfärbungen werden bei Anwendung moderner Lasergeräte nur sehr selten beobachtet.

Die Lasertherapie ist eine gute Alternative bei Besenreisern in der Knöchelregion, da in diesem Bereich die Gefahr besonders groß ist, daß nach einer Verödungsbehandlung Gewebe abstirbt (Nekrose).

Welcher Behandlungserfolg ist zu erwarten?

Der Erfolg einer ausschließlichen Laserbehandlung von Besenreisern ist an bestimmte Bedingungen geknüpft:
- Weitgehendes Fehlen eines vorgeschädigten Beinvenensystems
- Geringe Größe und Ausdehnung der Besenreisergefäße
- Fachärztliche phlebologische Behandlung, die dafür sorgt, dass das Drucksystem in den Venen stimmt

In der Regel bleiben nach der Lasertherapie kaum sichtbare, feine weiße Linien auf der Haut zurück. Die besten Ergebnisse sind wahrscheinlich dann zu erwarten, wenn die Laserbehandlung mit einer Verödungstherapie kombiniert wird. Überzeugende kosmetische Ergebnisse werden mit Lasern heute vor allem bei besenreiserartigen Gefäßveränderungen (Couperose, Teleangiektasien) im Gesicht erzielt.

Laser in der kosmetischen Dermatologie

- Argonlaser wurden vor allem zum Verschluß kleiner Hautgefäße eingesetzt. Da häufiger Vernarbungen beobachtet wurden, wird der Argonlaser heute kaum mehr verwendet.
- Gepulste Farbstofflaser können zur narbenlosen Behandlung von Feuermalen und Blutschwämmen sowie auch bei Besenreisern eingesetzt werden.
- Rubin-, Nd-YAG- oder Alexandrit-Laser (jeweils im gütegeschalteten Modus) benutzt man zur narbenlosen Entfernung störender Pigmentierungen der Haut (Tätowierungen, Altersflecken, Blutschwämme).
- Abtragungslaser (CO_2- bzw. ErYAG-Laser) dienen zur Glättung von Gesichtsfalten und Narben (»Skin-Resurfacing«).
- Nicht nur bei den gepulsten Farbstofflasern, sondern auch bei gepulsten, frequenzverdoppelten Nd-YAG-Lasern können unterschiedliche Parameter (Frequenz, Pulszeit, Spotgröße, Energiefluß) dem Therapieziel entsprechend verändert werden. Günstig hinsichtlich der Nebenwirkungen ist die Verwendung einer Oberflächenkühlung, die auch Schmerzen bei der Laserbehandlung vorbeugt. Besenreiser bis zu einer Größe von zwei Millimetern können mit neueren Lasergeräten entfernt werden.

Insgesamt muß man vor überzogenen Erwartungen an die Lasertherapie bei Besenreisern warnen. Keinesfalls ist es mit dieser Verfahrenstechnik möglich, in jedem Fall Besenreiser ein für alle Mal »wegzulasern«. Jedem Versprechen in dieser Richtung sollten Sie mit Mißtrauen begegnen – es geht um Ihr Geld und um Ihre Beine.

Wie für die Verödung gilt auch bei einer Laseranwendung, daß der Behandlungserfolg stark von der Erfahrung und Geschicklichkeit des behandelnden Arztes abhängig ist. Möglicherweise sollte man sich an die Bemerkung eines Laserspezialisten erinnern, der

Folgendes – an die Adresse der Ärzte gerichtet – zum Thema bemerkte: »Wenn Sie keinen Laser brauchen, dann sollten Sie ihn auch nicht benutzen!«

Alternative bei Allergien

Für Menschen, die zu Allergien neigen und für die eine Verödungstherapie wegen möglicher Unverträglichkeitsreaktionen nicht in Frage kommt, kann die Laserbehandlung der Besenreiser eine sinnvolle Alternative darstellen.

Gepulste »Lichttherapie«

Als wesentlicher Fortschritt, vor allem für die kosmetische Dermatologie, wurde 1994 die Einführung eines laserähnlichen Gerätes gewertet; im Vergleich zum Laser, der mit einer festen Lichtwellenlänge arbeitet, produziert die Blitzlampe durch Filterung verschiedene Wellenbereiche. Ein solches Gerät (PhotoDerm®) kann für die sogenannte gepulste »Lichttherapie« zur Zerstörung von Gewebestrukturen benutzt werden. Mit neueren Lasergeräten kann die gewebezerstörende Lichtwirkung sogar gezielt auf Strukturen einer bestimmten Farbe eingestellt werden. Auf diese Weise werden etwa rote Blutkörperchen in Besenreisergefäßen zerstört, wobei auch meist die Gefäßwände selbst zerstört werden. Darüber hinaus wird durch die sehr kurzen hochenergetischen Lichtenergiempulse (Blitzlampeneffekt) eine weitergehende Schädigung von Umgebungsgewebe vermieden. Die sehr kurze Einwirkungszeit – im Bereich von Millisekunden – der Lichtenergie mit ausreichenden Pausen während der Anwendung sorgt dafür, daß sich das Umgebungsgewebe von unerwünschten schädlichen Wärmewirkungen erholen kann (thermische Relaxationszeit). Obwohl dieses neue Therapieverfahren noch weniger bekannt ist als die Verödung, könnte die Blitzlampen-Behandlung die am besten zur Therapie von Besenreisern geeignete lichtenergetische Methode sein –

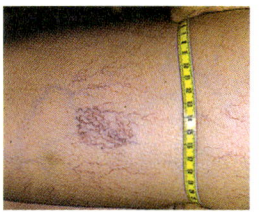

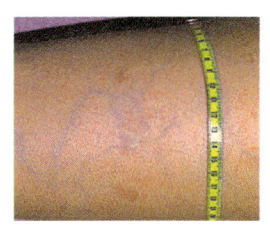

Das hervorragende Ergebnis einer Besenreiser-Therapie durch gepulstes Licht: oben vor der Behandlung vor zwei Jahren, unten danach. Nach fünf Sitzungen waren die Besenreiser verschwunden – und sind es bis zum heutigen Tag.

Die Blitzlampe produziert – im Gegensatz zum Laser – ein veränderbares Lichtspektrum.

erste wissenschaftliche Erfolgsnachweise belegen das. Optimale Therapieergebnisse wurden vor allem bei Besenreisergefäßen mit einem Durchmesser von 0,3 bis 0,5 Millimeter erreicht. Auch die Blitzlampen-Behandlung kann vorübergehende Hautverfärbungen und möglicherweise Verbrennungen verursachen. Die Photothermolyse kann insgesamt als sinnvolle Ergänzung der Behandlungsmöglichkeiten von Besenreisern betrachtet werden und in der Hand eines verantwortungsvollen Arztes gute Ergebnisse produzieren. Als führend bei dieser neuartigen Methode in Europa gilt die Laser Praxis Zürich, Dr. med. Wolfgang Thürlimann und Dr. med. René Rüdlinger, Klosbachstraße 75, CH-8032 Zürich, Tel. (+41)01-2529686, Fax.(+41)01-2526965.

Gepulste Lichtenergie

Mit der hochenergetischen Blitzlampe kann mehr oder weniger gezielt das Gewebe zerstört werden, das zerstört werden soll. Die Einwirkzeiten bestimmter Lasergeräte sind äußerst kurz, die Lichtenergie wirkt nur auf die Besenreisergefäße und das darin enthaltene Blut.

Was kostet eine Behandlung mit Lichtenergie?

Die Behandlung von Besenreisern mit Lasern oder der hochenergetischen Blitzlampe ist aufwendig, wertvoll und daher teurer als die Verödungstherapie – in den USA werden für eine Blitzlampen-Behandlung bis zu 700 DM, in Europa sogar bis 2 000 DM berechnet. In der renommierten Laser Praxis Zürich kostet eine Sitzung 350 bis 500 SFR, drei bis vier werden in der Regel benötigt.

Bipolare Elektrokoagulation

Eine weitere weniger verbreitete Methode zur Behandlung von Besenreisern ist die sogenannte bipolare Elektrokoagulation (Punktkoagulation). Das Verfahren beruht auf einer Koagulationsgabel in Verbindung mit einem speziell für diese Therapie entwickelten Hochfrequenzgerät. Die Besenreisergefäße werden mit Hilfe elektrischer Energie zerstört, wobei eine Betäubung nicht erforderlich sein soll. Seit 1993 wurden etwa 500 Patienten mit diesem Verfahren behandelt, und nur in einem Drittel der Fälle war eine erneute Therapie des jeweiligen Hautbereiches erforderlich – das entspricht einer Erfolgsrate von 66%. Hautverfärbungen wurden nicht beobachtet. Die bipolare Elektrokoagulation soll mindestens so wirksam sein wie die Verödung oder Laserverfahren; allerdings sind noch zahlreiche Fragen ungeklärt, etwa zurückbleibende punktförmige Narben oder wieder auftretende Besenreiser.

Bei der bipolaren Elektrokoagulation werden Besenreiser durch elektrische Energie zerstört.

Wenn Sie sich für diese Besenreiser-Behandlungsform interessieren, sollten Sie sich von einer der im Anhang aufgeführten Fachgesellschaften (siehe Seite 94f.) genauer informieren lassen. Viele Mediziner stehen diesem Verfahren möglicherweise zurecht – noch skeptisch gegenüber. Wesentliche Vorteile der Punktkoagulation im Vergleich mit einer Verödung sollen das fehlende Allergie- und nur geringe Vernarbungsrisiko sein. Die Befürworter dieser Methode weisen darauf hin, daß die Anschaffungskosten der bipolaren Elektrokoagulation nur etwa drei Prozent der Anschaffungskosten eines Lasergerätes betragen, und deshalb diese Therapie weit günstiger angeboten werden kann.

Stichelung

Bei der sogenannten »Stichelung« werden Besenreisergefäße mit einem kleinen Skalpell »durchstochen«. Die Besenreisergefäße selbst verbleiben in der Haut.

Das Verfahren eignet sich für kleine Venen, kann ambulant durchgeführt werden, soll unter örtlicher Betäubung kaum schmerzhaft sein und keine Narben verursachen. Die Behandlung von Besenreisern mit dem Stichelungsverfahren ist vor allem als Zusatzmaßnahme bei sehr ausgedehnten Besenreiserfeldern sinnvoll.

Die Stichelung kommt meist als zusätzliche Behandlung in Frage.

Die optimale Besenreiser-Therapie

Gefäßspezialisten empfehlen zunächst die Abklärung und Entfernung möglicherweise vorliegender, medizinisch relevanter Krampfadern, einschließlich kleinerer Verbindungsvenen zu tiefer gelegenen Beinvenen. Anschließend können dann Besenreisergefäße verödet werden. Mit Hilfe des Farbstofflasers oder der hochenergetischen Blitzlampe können dann kleinste Gefäßveränderungen, die nicht selten in Folge der Verödungstherapie verstärkt auftreten, erfolgreich nachbehandelt werden, um ein kosmetisch optimales Ergebnis zu erreichen.

Da Besenreiser wie auch Krampfadern in den meisten Fällen erblich bedingt sind, ist eine definitive Heilung nicht möglich. Es gibt aber wirksame Möglichkeiten, um der Krankheitsentwicklung vorzubeugen, und Therapien, die ein Fortschreiten der Erkrankung aufhalten und das Krankheitsbild bessern können – wenn sie früh genug eingesetzt werden. Zahlreiche medizinische, naturheilkundliche und vor allem Kompressionsverfahren zur Venentherapie stehen zur Verfügung.

Kompressionstherapie

Die wirksamste therapeutische Maßnahme bei Venenleiden wie etwa Krampfadern ist die individuell angepaßte Kompressionstherapie. Die Meinung der Medizin darüber, ob eine Kompressionstherapie auch nach einer Besenreiserbehandlung – etwa einer Verödung oder Laseranwendung – sinnvoll und notwendig ist, ist sehr unterschiedlich. Die Mehrheit der Ärzte bevorzugt eine Kompressionsbehandlung für einen Zeitraum von bis zu 24 Stunden nach der Besenreiserverödung. Andere Ärzte bestehen auf einer bis zu zweiwöchigen Kompression der Beinvenen – nach Verödung

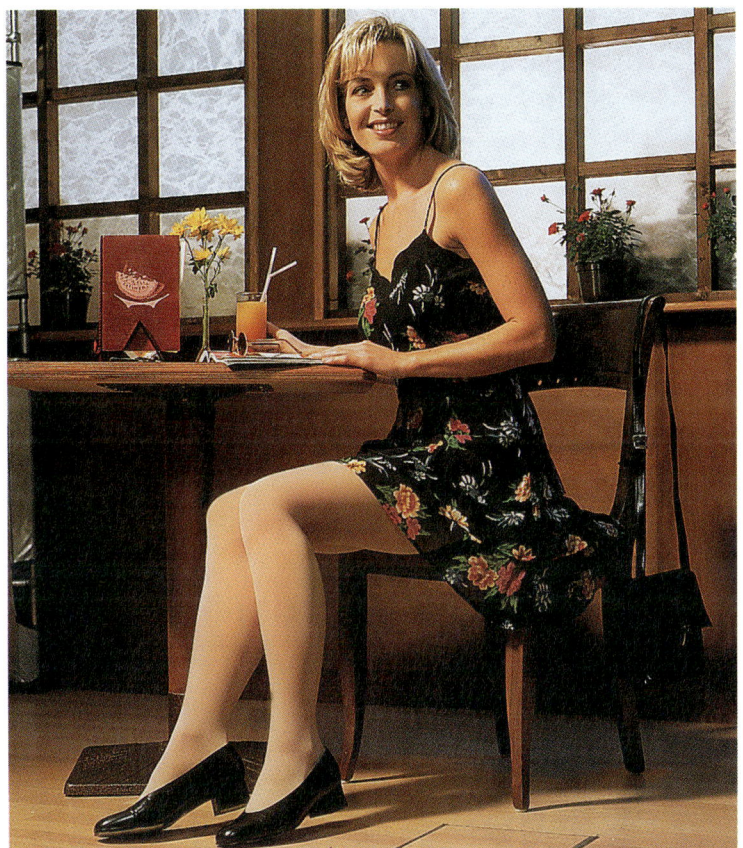

*Kompressions-
strümpfe fördern den
Bluttransport aus den
Beinen zurück zum
Herzen.*

oder Laseranwendungen. Wissenschaftliche Belege für die Wirksamkeit unterschiedlicher Kompressionszeiträume fehlen. Eines ist jedoch sicher: Schädlich ist die Kompressionsbehandlung in keinem Fall (außer bei arteriellen Durchblutungsstörungen), im Gegenteil: Die Funktion eines geschwächten Venensystems in den Beinen wird verbessert. Der Kompressionsverband oder ein Kompressionsstrumpf übernimmt dann die Aufgabe, die die Wadenmuskelpumpe möglicherweise nicht mehr optimal erfüllen kann: Der Rückfluß venösen Blutes – entgegen der Schwerkraft – zum Herzen hin wird zumindest für die Zeit der Kompressionsbehandlung deutlich gefördert.

Medizinische Kompressionsstrümpfe werden angewandt ...

- als Basisbehandlung bei Venenschwäche, im höheren Lebensalter und bei Personen mit beruflich bedingtem chronischem Bewegungsmangel (stehende und sitzende Berufe).
- um eine weitere Verschlechterung von Krampfaderleiden zu verzögern.
- um den Therapieerfolg nach einer Behandlung von Besenreisern oder Krampfadern zu sichern.
- um Gefäßverschlüssen durch Blutpropfe (Thrombosierung) vorzubeugen.
- um den Blut- bzw. Gewebewasserabfluß zu verbessern.
- um Störungen der Gewebeernährung der Beine (trophische Störungen) vorzubeugen.

Kompressionsverband

Kompressions-strümpfe gibt es in unterschiedlichen Formen und Größen.

Geschwollene Beine, Venenentzündungen und offene Geschwüre können erfolgreich mit Kompressionsverbänden behandelt werden. In den noch funktionsfähigen Venen erhöht sich durch die Kompression die Blutströmungsgeschwindigkeit, und das Bein wird entstaut. Es gibt Kurz- und Langzugbinden, die unterschiedlichen Druck auf das Bein ausüben.

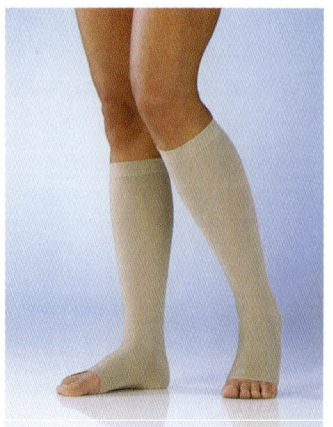
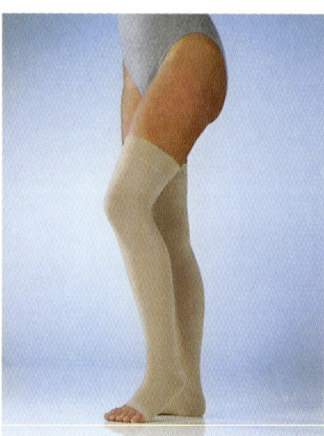
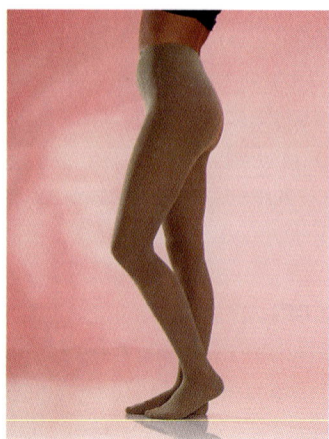

Kompressionsstrümpfe

Wenn das betreffende Bein durch Kompressionsverbände bereits entstaut wurde, empfiehlt sich für die Langzeitbehandlung von Venenerkrankungen der Kompressionsstrumpf. Er verhindert eine Wiederanschwellung venenkranker Beine und verbessert den venösen Blutfluß am Bein. Kompressionsstrümpfe werden als Wadenstrümpfe, Halbschenkel- und Schenkelstrümpfe, als Strumpfhosen und als Strumpfhosen für Schwangere – auch in modischen Farben – angeboten. Je nach dem Grad der vorliegenden Venenschwäche und der Belastung im Alltag können Sie Kompressionsstrümpfe verschiedener Klassen (Kompressionsklassen 1 bis 4) einsetzen. Kompressionsstrümpfe müssen individuell angepaßt werden – am besten in einem Sanitätshaus. Bei Besenreisern werden in den meisten Fällen Kompressionsstrümpfe der Klasse 1 eingesetzt.

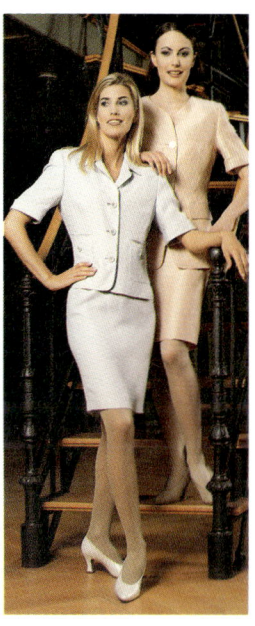

Kompressionsstrümpfe von der Krankenkasse?

- In Deutschland werden die Kosten für Kompressionsstrümpfe der Kompressionsklassen 1 bis 4 aufgrund ärztlicher Verordnung von den Krankenkassen zu 80 bis 100 Prozent übernommen.
- In Österreich sind Kompressionsstrümpfe verschiedener Kompressionsklassen kassenzulässig – es gibt hier regional unterschiedliche Kostenerstattungsregelungen.
- In der Schweiz werden die Kosten für Kompressionsstrümpfe der Kompressionsklassen 2 bis 4 in der Regel von den Krankenkassen übernommen.

Hochwertige Kompressionsstrümpfe (wie hier von Ganzoni Sigvaris) stehen einem Feinstrumpf in nichts nach. Dank spezieller Stricktechnologie in Verbindung mit hochelastischen Fasern besitzen sie ein hervorragendes Dehnungsverhalten und sehr gute Paßform. Wichtig: Doppelt umwundene Fäden lassen die Haut aktiv atmen.

Kompressionsklasse 1 bei Besenreisern

Kompressionsstrümpfe der Klasse 1 führen zu einer leichten Komprimierung vor allem der oberflächlichen Hautvenen. Sie eignen sich zur Vorbeugung von Venenleiden bei Patienten mit Gefäßrisi-

Bei venösen Durchblutungsstörungen der Beine nicht zu empfehlen: Stützstrümpfe! Die im Vergleich zu Kompressionsstrümpfen preiswerteren »Stützstrümpfe« sind nicht individuell angepaßt; deshalb ist eine kontrollierte durchblutungsfördernde Wirkung nicht möglich, häufig wird der Blutfluß in den Beinen sogar gehemmt.

ko und wirken wohltuend bei Schwere- oder Müdigkeitsgefühl. Auch bei Venenveränderungen während der Schwangerschaft sind Kompressionsstrümpfe der Klasse 1 sehr zu empfehlen.

Auf modischen Chic muß man dabei nicht verzichten: Ofa

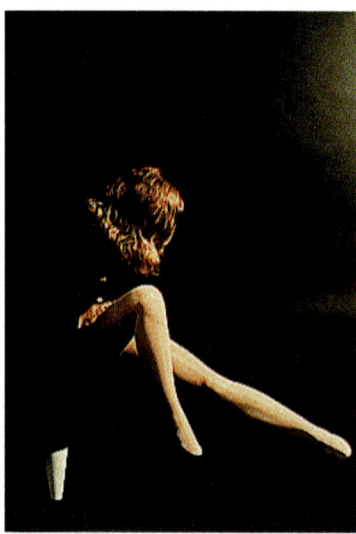

Bamberg, renommierter Hersteller medizinischer Kompressionsstrümpfe, bietet unter dem Markennamen »Marlene medical stockings« qualitativ hochwertige Kompressionsstrümpfe an, die jedem hohen modischen Anspruch gerecht werden. Ihr Geheimnis liegt in einer Microfaser, die den Strumpf außerordentlich atmungsaktiv, dehnfähig und dadurch leicht anziehbar macht. Als »Max medical stockings« auch für Männer.

Darauf sollten Sie achten

Was auf dem Rezept stehen sollte:
- **Anzahl der Strümpfe – Einzelstück oder Paar**
- **Kompressionsklasse**
- **Länge**
- **Serienstrumpf oder Maßanfertigung**
- **Diagnose**

Regeln für Kompressionsstrumpfträger:
- **Mit einem Gummihandschuh können Kompressionsstrümpfe leichter angezogen werden.**
- **Keine Salbe, kein Fett unter einem Kompressionsstrumpf!**
- **Kompressionsstrümpfe müssen morgens im Bett angezogen werden, da das Bein dann entstaut ist.**
- **Tragen Sie nachts keine Kompressionsstrümpfe!**

Naturmittel für starke Venen

■ Es gibt unzählige Venenmittel als Salben, Cremes, Dragees, Gels und Tropfen. Wichtig ist es, zu wissen, welche Mittel wann und in welcher Dosierung sinnvoll sind. Zunächst sollten Sie folgende Tatsachen zur Kenntnis nehmen:

- Aus einer Krampfader wird niemals wieder eine gesunde Vene – deshalb verschwinden auch Besenreiser nicht von selbst.
- Die Diagnose einer chronischen Venenschwäche sollte gesichert sein, Besenreiser gelten als Hinweis auf eine solche Venenschwäche: Typische Venenbeschwerden sind schwere müde Beine, Schwellungen, Spannungsgefühl, Schmerzen und Juckreiz im Bein.
- Venenoperationen oder eine Entfernung der Besenreiser schalten die kranken Venen aus, eine Kompressionsbehandlung oder Medikamente können die Beschwerden der venösen Blutrückflußstörung wirksam lindern.
- Mit Hilfe von Venenmitteln können Besenreiser ebensowenig »weggezaubert« werden wie mit dem Laser. Venenmittel können jedoch eventuell dabei helfen, schwache Venen zu kräftigen.
- Die Wirksamkeit von Venenmitteln ist wissenschaftlich umstritten.
- Wenn Sie Venenmittel verwenden wollen, sollten Sie sich von Ihrem Arzt beraten lassen, ob solche Mittel für Sie sinnvoll sind.

Vielfach wurden Venenmittel in den letzten Jahrzehnten kritiklos und deshalb mit zweifelhaftem Erfolg eingesetzt. Lassen Sie sich vom Arzt beraten, welche Mittel bei Ihnen sinnvoll sind.

Arzneimittel bei schwachen Venen

- Wasserausschwemmende Mittel (Diuretika) schützen vor Wasseransammlungen in den Beinen; sie sind rezeptpflichtig.
- Die Spannkraft der Venen erhöhende Mittel (Venentonika) wie Wirkstoffe des Mutterkorns sind rezeptpflichtig.
- Gefäßabdichtende Mittel, die vor Wasseransammlungen im Gewebe schützen (Ödemprotektiva) sind meist gut verträgliche pflanzliche Wirkstoffe, die zur Selbstanwendung geeignet sind.

Pflanzliche Mittel, die die feinen Venengefäße abdichten, werden am häufigsten als Venenmittel eingesetzt. Sie sind vor allem im Frühstadium einer venösen Rückflußstörung mit typischen Venenbeschwerden sinnvoll: bei Patienten mit Steh- oder Sitzberufen, mit familiärer Veranlagung für eine Venenschwäche und besonders bei Frauen im mittleren Lebensalter. Darüber hinaus können Venenmittel auch zusätzlich zur Kompressionstherapie oder als Alternative bei abgeheiltem offenem Bein eingesetzt werden.

Vorsicht vor zu viel Natur!

Auch pflanzliche Venenmittel sollten möglichst nur zeitlich begrenzt eingenommen werden – beraten Sie sich mit Ihrem Arzt über die Durchführung der Therapie und die Dosierung. Vor der Selbstbehandlung sollte die ärztliche Diagnose stehen!

Roßkastanie

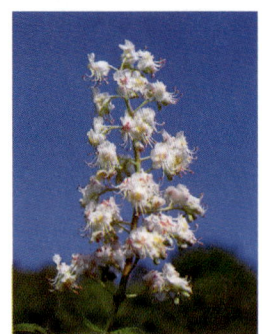

Die Wirkstoffe der Roßkastanie (Aescin) wurden schon jahrhundertelang als Venenmittel genutzt. Roßkastanienextrakte müssen aber hoch genug dosiert zweimal täglich eingenommen werden, mindestens drei Monate – beraten Sie sich mit Ihrem Arzt. Vor allem bei durch Sportverletzungen bedingten Schwellungen hat sich der Roßkastanienextrakt bewährt. Wissenschaftliche Studien haben gezeigt, daß mit Aescin-haltigen Mitteln ähnlich günstige Effekte auf die Beinvenen erzielt werden können wie mit einer Kompressionstherapie. Der Wirkstoff ist gut verträglich und führt zu keinen Neben- oder Wechselwirkungen.

Mäusedorn

Die Inhaltsstoffe des Mäusedorns wirken ebenfalls gefäßabdichtend und sollen bei Venenschwäche wirksam sein.

Pflanzenfarbstoffe (Flavonoide, Rutoside)

Flavonoide beziehungsweise Rutoside sind als Diosmin, Troxerutin, Hydroxyethylrutoside, Rutosid oder Trimethylhesperidinchalkon in Tabletten, Kapseln und Dragees enthalten. Diese pflanzlichen Substanzen erwiesen sich in ausreichend hoher Dosierung als wirksames Venenmittel – aus Kostengründen zu gering dosierte Präparate sind schlecht wirksam.

Auch Rutin gehört zu den Flavonoiden und ist ein Naturstoff, der entwässernd wirken und die Spannung in den Venen erhöhen soll. Als geeignete und wirksame Tagesdosis bei Venenschwäche werden mindestens 900 mg Troxerutin oder dreimal 1 g Hydroxyethylrutoside empfohlen. Wechselwirkungen und Gegenanzeigen sind nicht bekannt.

Steinklee

Extrakte aus Steinkleekraut stärken schwache Venen und schützen vor Wasseransammlungen im Gewebe. In Steinkleekraut sind blutgerinnungshemmende Wirkstoffe (Cumarine) enthalten. Cumarin kann auch bei Flüssigkeitsansammlungen im Gewebe (Ödeme) und bei Lymphabflußstörungen hilfreich sein. Steinkleewirkstoffe sollten nicht bei Leberschäden oder Leberfunktionsstörungen sowie bei Blutungsneigung und in der Schwangerschaft eingesetzt werden.

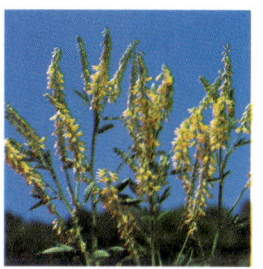

Arnika

Wenn Beinvenen berührungsempfindlich sind und sich leichte Entzündungserscheinungen zeigen (Rötung, Schmerzen, Schwellung), hilft Arnika-Extrakt, der überwiegend in Salben enthalten ist.

Vorsicht: Arnika-Extrakt kann allergisierend wirken und bei übermäßiger und längerfristiger Anwendung entzündliche Hautveränderungen verursachen.

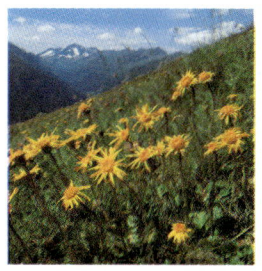

Zaubernuß (Hamamelis)

Eine antientzündliche Wirkung sollen auch die Wirkstoffe der Zaubernuß haben – vor allem bei wetterbedingter Verschlechterung oder während der Schwangerschaft.

Buschmeister (Lachesis)

Ebenfalls bei entzündlichen durch Venenschwäche verursachten Beinbeschwerden kann Buschmeister hilfreich sein.

Flußspat (Calcium fluoratum)

Bei einer Veranlagung zur Venenschwäche soll die längere Einnahme von Flußspat über Wochen oder Monate vorbeugend wirksam sein.

Venen sinnvoll salben

Bei Krampfadern und venösen Stauungen oder Besenreisern, die auf Grund eines vorgeschädigten Venensystems der Beine Beschwerden verursachen, bessern Salben und Cremes in der Regel das Krankheitsbild nicht; sie können jedoch durch Kühleffekte die Beschwerden lindern. Kompressionsstrümpfe sind häufig die bessere Therapie – Vorsicht mit Salben bei offenem Bein! Creme und Öl sollten möglichst wenig Duftstoffe enthalten, weil diese besonders allergisierend wirken können!

Venenbeschwerden und Besenreisern aktiv vorbeugen

Bewegung
Spazierengehen, Radfahren, Wandern, Schwimmen, Beinvenentraining (Zehenstandübungen), Gefäßsport (»Venenwalking«).

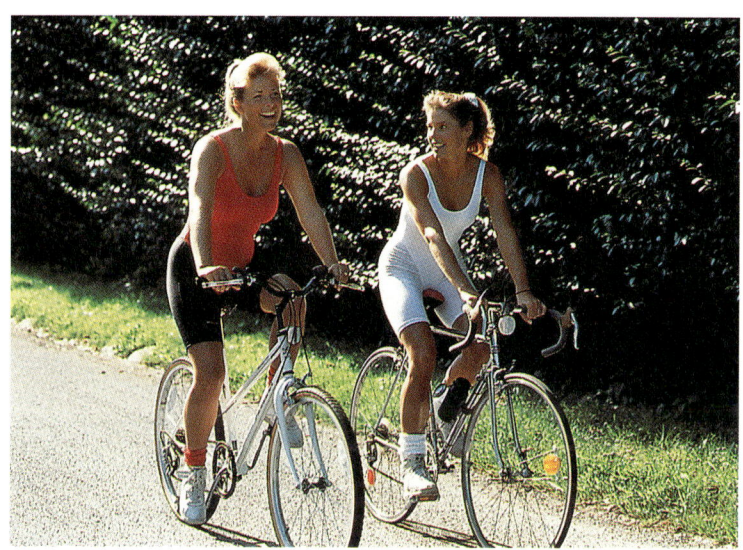

Radfahren – ein sinn-volles Training, um geschwächte Bein-venen zu kräftigen.

Körpergewicht

Zuviel Gewicht belastet die Beine, Versuchen Sie, Pfunde loszuwerden und Ihr Normal- beziehungsweise Wohlfühlgewicht zu erreichen.

Trinken

Trinken Sie mindesten zwei Liter pro Tag, im Sommer drei Liter Flüssigkeit; die besten Durstlöscher sind Kräutertees oder kochsalzarme Mineralwässer.

Trinken Sie ausreichend Flüssigkeit, am besten Mineralwasser und Kräutertees.

Ernährung

Die Ernährung sollte vielseitig, vollwertig und faserreich sein. Ausreichend zugeführte Ballaststoffe schützen vor Verstopfung und verhindern Pressen beim Stuhlgang, das die Krampfaderbildung begünstigt.

Genußmittel

Schränken Sie übermäßigen Alkoholkonsum ein, rauchen Sie nicht.

Rohkost enthält viele Ballaststoffe und fördert auf natürliche Weise die Verdauung.

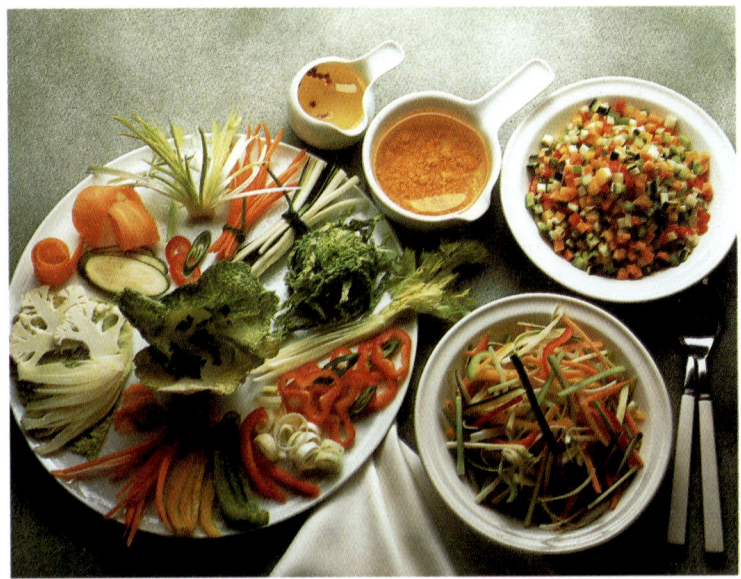

Kleidung

Vermeiden Sie zu enge oder einschnürende Kleidungsstücke, tragen Sie paßgenaue, flache und bequeme Schuhe – Barfußgehen ist gesund.

Beruf

Wenn Sie einen sitzenden Beruf ausüben, sitzen Sie richtig und hoch genug – am besten in einem nur gering gepolsterten Stuhl. Die Füße sollten nicht baumeln, sondern flach auf dem Boden oder auf einer Fußstütze stehen. Stehen Sie so oft wie möglich auf und bewegen Sie sich.

Wasseranwendungen

Duschen Sie Ihre Beine des öfteren kalt ab, auch Wechselduschen sind eine Wohltat für die Beine. Kneipp-Anwendungen wie Knie- und Schenkelgüsse oder Wassertreten sind gut für die Venen. Alle Kneipp-Anwendungen beugen Durchblutungsstörungen der Venen wirksam vor.

Sonne und Hitze

Vermeiden Sie lange Sonnen- oder heiße Wannenbäder oder zu lange Saunagänge.

Beine hochlegen

Nehmen Sie sich Zeit, um tagsüber oder abends die Beine hochzu-legen – das fördert die Durchblutung.

Kompressionsstrümpfe

Tragen Sie Ihre verordneten Kompressionsstrümpfe konsequent jeden Tag und ziehen Sie sie vor dem Aufstehen an.

Mehr Tips zu Kompressions-strümpfen finden Sie auf Seite 56ff.

Antibabypille und Hormone

Vermeiden Sie die Einnahme von Geschlechtshormonen (Östro-gen, Gestagene).

Bürstenmassagen

Bürsten Sie Ihre Beine nicht, wenn Sie Besenreiser oder eine Veran-lagung für schwache Venen haben.

Bodybuilding

Betreiben Sie kein Bodybuilding. Suchen Sie sich statt dessen eine Ausdauersportart aus, die Ihnen Spaß macht und Ihre Beine in Bewegung hält (Walking, Wandern, Schwimmen, Radfahren).

Venenfitness und Gefäßgymnastik

■ Die regelmäßige Bewegung der Beine ist das beste Mittel, um Besenreisern, Venenerkrankungen oder Krampfadern vorzubeugen beziehungsweise bestehende Beschwerden zu lindern. Eine kräftige Beinmuskulatur, die durch gezielte Gymnastik erreichbar ist, stärkt die Wadenmuskelpumpe und unterstützt den Blutfluß in den Venen.

Für viele Zivilisationserkrankungen ist Bewegungsmangel einer der Hauptrisikofaktoren. Da der »moderne« Mensch im Gegensatz zu nomadisierenden Naturvölkern vielfach sitzende und stehende, bewegungsarme Berufe ausübt, kommt heute Sport- und Fitnessprogrammen große Bedeutung zu. Bei Venenleiden sind vor allem solche Sportarten sinnvoll, die die Muskulatur der Beine stärken und damit den Blutrückfluß zum Herzen fördern, denn im bewegungsarmen Lebensalltag wird die Wadenmuskelpumpe meist nicht ausreichend aktiviert. Besenreiser sind in dieser Beziehung auch ein Warnzeichen für Bewegungsmangel, der die Venenfunktion schwächt. Umgekehrt ist die regelmäßige und ausreichende Bewegung der Beine das beste Mittel, um Besenreisern und Venenleiden vorzubeugen beziehungsweise bereits bestehende Venenprobleme in den Griff zu bekommen.

Bewegungsmangel ist ein Hauptrisikofaktor für viele Zivilisationserkrankungen.

Venenfreundliches Schuhwerk

Wenn Sie mit Hilfe von Laufsportarten oder Venenwalking Ihre Beine trainieren wollen, benötigen Sie geeignete Schuhe. Die Schuhe sollen den Aufprall beim Aufsetzen des Fußes dämpfen, den Fuß stützen, damit er nicht nach innen wegknickt, und den Fuß in seiner Bewegung führen. Lassen Sie sich beim Schuhkauf genügend Zeit und entscheiden Sie sich für passendes und bequemes Schuhwerk. Gute Qualität und Paßgenauigkeit sollten ausschlaggebend sein – nicht das Diktat der Mode.

So finden Sie die richtigen Schuhe

- Nehmen Sie sich Zeit für den Schuhkauf.
- Probieren Sie unterschiedliche Schuhgrößen aus.
- Der Schuh sollte richtig passen und bequem sein.
- Unpassendes Schuhwerk kann man in der Regel nicht richtig »einlaufen« – meistens hat man schnell Blasen an den Füßen.
- Kaufen Sie den Schuh nachmittags oder abends – zu dieser Tageszeit sind die Füße angeschwollen und erreichen ihre maximale Ausdehnung.
- Der Schuh sollte vorne noch etwas Spiel für die Zehen zulassen.
- Laufen Sie ruhig eine kleine Runde mit beiden neuen Schuhen im Schuhgeschäft, bevor Sie sie kaufen. In manchen Sportgeschäften gibt es auch spezielle Laufbänder, auf denen Sie die Schuhe ausprobieren können.

Bewegung im Alltag

Denken Sie mal darüber nach, sich einen Hund anzuschaffen; dessen Auslaufbedürfnis kommt auch Ihren Beinen zugute. Außerdem gibt es im Alltag viele weitere Möglichkeiten, Ihren Beinen Bewegung zu verschaffen:

- Benutzen Sie grundsätzlich die Treppe und nicht den Aufzug.
- Machen Sie kleinere Erledigungen zu Fuß oder mit dem Fahrrad.
- Nehmen Sie sich jeden Tag bewußt Zeit für einen kleinen Spaziergang.
- Stehen Sie etwa beim Telefonieren regelmäßig auf und machen Sie ein paar Schritte – das aktiviert die Wadenmuskelpumpe der Beine.
- Benutzen Sie für kleinere Besorgungen nicht das Auto, sondern gehen Sie zu Fuß oder fahren Sie mit dem Fahrrad.

Es gibt viele Möglichkeiten, den Beinen Bewegung zu verschaffen.

Bewegung im Büro

Auch wenn Sie beruflich vorwiegend im Büro zu tun haben und die meiste Zeit sitzen oder stehen, bedeutet dies nicht, daß Sie nichts für Ihre Venen tun könnten:

Tips für Locke-
rungsübungen
am Arbeitsplatz

- Ziehen Sie Ihre Schuhe aus.
- Stellen Sie sich hinter einen Stuhl und stützen Sie sich mit beiden Armen auf der Lehne ab.
- Wippen Sie nun mindestens zehnmal auf die Zehen und wieder zurück auf die Fersen.
- Setzen Sie sich aufrecht auf einen Stuhl, so daß der Rücken vollständig an der Lehne anliegt. Stützen Sie sich mit den Händen ab, schließen Sie die Beine und strecken Sie sie gerade nach vorne durch. Senken Sie die Beine wieder, aber berühren Sie mit den Fußsohlen nicht den Boden.
- Atmen Sie bei allen Übungen gleichmäßig ein und aus – halten Sie nicht den Atem an.
- Sie können in gleicher Position auf dem Stuhl auch »Radfahren«.
- Legen Sie anschließend die Füße noch fünf Minuten hoch, damit das venöse Blut besser abfließen kann und die Venen entlastet werden.

Sport und Bewegung

Schwimmen ist gesund für die Venen – und den ganzen Körper. Schwimmen erfrischt und kräftigt die Muskulatur. Für Venenkranke besonders geeignet sind folgende Sportarten: Skilanglauf, Golf, Minigolf, Tanzen und alle Laufsportarten – auch chinesisches Schattenboxen (Tai Chi).

Ball- und Kampfsportarten sowie alpine Skisportarten sind für die Venengesundheit weniger günstig. Sie sollten vor allem darauf achten, sich nicht zuviel zuzumuten. Eine gleichmäßige geringere Belastung im Sinne eines Konditionstrainings des ganzen Körpers ist besonders zu empfehlen.

Sportarten bei Venenproblemen

Weniger empfehlenswert:

- Ballsportarten (Fußball, Handball, Basketball)
- Kampfsportarten (Judo, Karate)
- Ski- und Snowboardfahren
- Tennis
- Squash

Empfehlenswert:

- Schwimmen
- Gehen (Spazieren, Wandern)
- Venenwalking
- Skilanglauf
- Radfahren
- Tanzen
- Bewegungsgymnastik

Venenwalking

Der englische Name dieses Trainingsprogramms verrät, daß es aus den USA stammt. Venenwalking wurde speziell für Venenkranke entwickelt und soll die Beinmuskulatur kräftigen, die Muskelpumpenfunktion verbessern und den venösen Rückstrom zum Herzen erhöhen. Diese Gefäßsportart ist für jedes Alter geeignet, belastet den Bewegungsapparat kaum und weist kein Verletzungsrisiko auf. Fragen Sie in einem Sportverein, Gesundheitspark oder einer Volkshochschule nach einem solchen Trainingsprogramm und schließen Sie sich einer Trainingsgruppe an.

Venenwalking ist für jede Altersgruppe gut geeignet.

Was ist Venenwalking?

Venenwalking ist eine besondere Art bewußt, kontrolliert und richtig zu gehen – nicht zu verwechseln mit der Sportdisziplin

»Gehen«. Wenn Sie einmal darauf achten, werden Sie feststellen, daß die meisten Menschen, die Sie beobachten, einen mehr oder weniger nachlässigen Gang und meist auch eine schlechte Körperhaltung haben: Der Rücken ist gekrümmt, die Schultern sind nach vorne gezogen, der Kopf ist leicht gesenkt, die Füße sind nach außen gedreht und schlurfen über den Boden, und die Hüften sind steif.

Venenwalking verbessert den Gang und die Körperhaltung und entlastet die Wirbelsäule:

Vorteile des Venenwalkings

- Die Füße werden möglichst gerade gesetzt – vielleicht ein klein bißchen auswärts, aber keinesfalls einwärts.
- Der Fuß rollt bewußt ab, von der Ferse bis zu den Zehen. Dies ist zunächst etwas ungewohnt und sollte erst einmal ganz langsam und kontrolliert wiederholt ausprobiert werden. Diese abrollende Fußbewegung ist das Kernstück des Venenwalkings, denn dadurch wird die Wadenmuskelpumpe aktiviert und die Beinmuskulatur trainiert.
- Der Rücken wird während des Gehens gerade gehalten.
- Gehen Sie aufrecht mit erhobenem Kopf, den Blick geradeaus nach vorne gerichtet – als ob Sie ein Ziel in weiter Ferne anvisieren.
- Spannen Sie die Bauchmuskulatur leicht an (Bauch leicht einziehen) und versuchen Sie, den Po etwas nach vorne zur Körpermitte hin zu ziehen.
- Die Schultergelenke und -muskulatur sollten locker und nicht angespannt sein.
- Drücken Sie die Brust ein klein wenig nach vorne.
- Lassen Sie die Arme leicht angewinkelt mitschwingen, wenn Sie gehen.
- Achten Sie darauf, daß die Hände nicht verkrampft sind, oder daß sie sogar die Fäuste ballen – schütteln Sie die Hände zwischendurch, um sie zu lockern.
- Ein schnelleres Lauftempo können Sie durch mitschwingende Arme unterstützen.

- Lassen Sie sich nicht entmutigen, wenn es beim ersten Mal nicht gleich klappt – Übung macht den Meister.
- Überanstrengen Sie sich nicht – es geht nicht um die Welt-meisterschaft. Drosseln Sie das Tempo, wenn Sie Herzklopfen spüren.
- Unterfordern Sie sich aber auch nicht – Sie sollten schon das Gefühl haben, etwas für sich getan zu haben.

Wenn Sie dieses Trainingsprogramm regelmäßig durchführen, ist Ihnen die Belohnung gewiß: Sie werden sich wie ein Mensch fühlen, der erhobenen Hauptes aufrecht durch die Welt geht und mit beiden Beinen fest im Leben steht.

Fuß- und Beingymnastik

Mit einfachen regelmäßigen gymnastischen Übungen können die Beinvenen und die Muskulatur gekräftigt werden. Solche Übungen können Sie jederzeit zu Hause oder zwischendurch im Büro durch-führen. 5 bis 10 Minuten Venengymnastik täglich können Wunder wirken.

Wirksame Venengymnastik

Folgende Übungen (nach Curt Diehm) sind zur Kräftigung der Venen und Beinmuskulatur sehr wirksam – strecken Sie sich kräf-tig, bevor Sie mit den Übungen beginnen, damit die Muskeln auf-gewärmt sind.

Im Sitzen

- Sie sitzen bequem im Stuhl, beide Füße stehen flach auf dem Boden. Abwechselnd heben Sie nun – etwa zehnmal – Zehen und Fersen kräftig an.
- Sie sitzen auf die Arme gestützt auf dem Boden mit ausgestreck-ten Beinen. Dann ziehen Sie das rechte Bein fest so nahe wie mög-lich über den Boden an das Gesäß heran – dann strecken Sie das

rechte Bein wieder aus und ziehen das linke Bein an. Wiederholen Sie diese Übung etwa fünfmal.

- Mit angezogenen Beinen sitzen Sie auf dem Boden und pressen mit den Händen die Knie zusammen. Versuchen Sie nun, gegen den Widerstand der Hände die Knie auseinanderzudrücken. Halten Sie diese Anspannung etwa drei Sekunden und lassen Sie dann locker. Wiederholen Sie diese Übung etwa fünfmal.

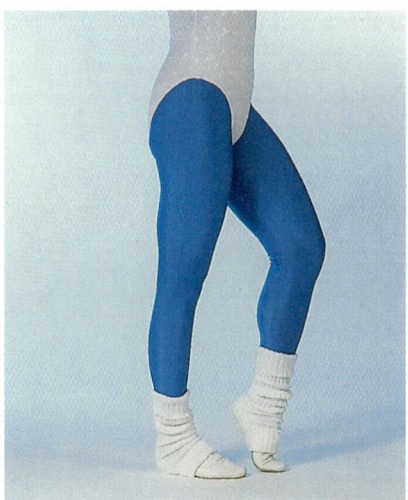

Im Stehen

- Sie stehen flach auf den Fußsohlen und stellen sich dann auf die Zehenspitzen und wieder zurück zur Ausgangsstellung. Wiederholen Sie diese Übung etwa zehnmal.
- Gehen Sie im Zimmer auf und ab – und zwar so, daß Sie ganz bewußt Ihre Füße von der Ferse bis zu den Zehenspitzen abrollen. Lassen Sie sich dabei Zeit!
- Sie stehen auf den Zehenspitzen, verlagern dann Ihr Gewicht auf die Fersen, wobei Sie versuchen, die Zehenspitzen anzuheben. Wiederholen Sie diese Übung mehrmals.

Im Liegen

- Sie liegen flach auf dem Rücken, die Arme liegen seitlich am Körper an. Heben Sie nun die Beine an und fahren Sie Fahrrad in der Luft. Die Knie sollten nahe an den Brustkorb gezogen und die Beine anschließend durchgestreckt werden – machen Sie diese Übung mindestens 30 Sekunden lang (siehe Foto Seite 73 links).
- Sie liegen mit ausgestreckten Beine auf dem Rücken. Spannen Sie nun die rechte Kniemuskulatur etwa eine Sekunde lang fest an und lassen Sie dann wieder locker – die Beine bleiben ausgestreckt. Wiederholen Sie diese Übung fünfmal.
- Sie liegen auf dem Rücken, die Beine sind senkrecht nach oben gestreckt. Lassen Sie nun abwechselnd jeweils einen Unterschen-

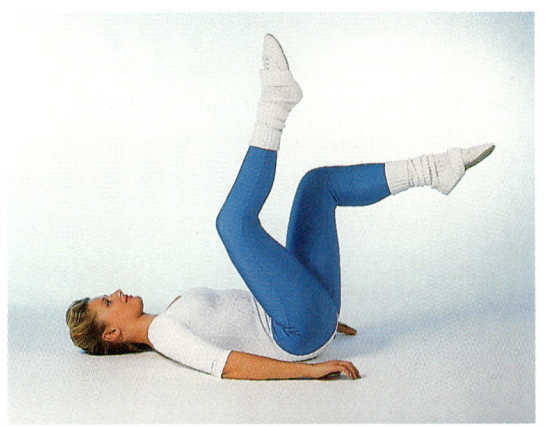 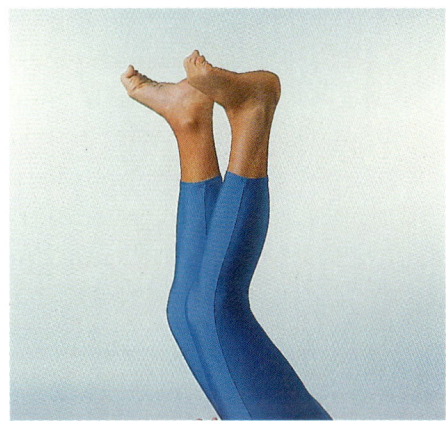

kel nach unten fallen – der Oberschenkel bleibt in senkrechter Position. Strecken Sie anschließend den Unterschenkel wieder nach oben. Wiederholen Sie diese Übung fünfmal.

- Sie liegen flach ausgestreckt auf dem Rücken, die Hände liegen hinter dem Kopf. Strecken Sie nun so fest wie möglich abwechselnd die Zehenspitzen nach vorne unten und wieder zurück. Wiederholen Sie diese Übung etwa zwanzigmal.
- Sie liegen flach auf dem Rücken, die Arme liegen seitlich am Körper an und Ihre Beine stehen ausgestreckt senkrecht nach oben. Kreisen Sie nun abwechselnd mit den Füßen im Sprunggelenk – machen Sie die kleine Kreisbewegung so groß wie möglich. Lassen Sie sich Zeit dabei und wiederholen Sie sie mehrmals.
- Sie liegen flach auf dem Rücken, die Arme liegen seitlich am Körper an, und Ihre Beine stehen ausgestreckt senkrecht nach oben. Krallen Sie mit den Zehen beider Füße und strecken Sie die Zehen anschließend wieder (siehe Foto rechts oben).

Bewegung auf Reisen

Wenn Sie nach einer langen Flug-, Zug-, Auto- oder Busreise endlich am Urlaubsziel angekommen sind, spüren Sie in der Regel zunächst, daß Ihre Füße und Beine angeschwollen sind. Dieses

Phänomen kennen selbst Menschen ohne Venenprobleme. Mit einigen kleinen Maßnahmen und Bewegungsübungen können Sie Venenbeschwerden auf Reisen vermeiden:

Diese Maßnahmen helfen Ihnen, Venenbeschwerden auf Reisen zu vermeiden.

- Tragen Sie keine zu engen und zu warmen Schuhe.
- Ziehen Sie, wann immer es möglich ist, Ihre Schuhe aus, damit Sie die Füße und Zehen frei bewegen können.
- Bewegen Sie sich während der Reise so häufig wie möglich. Stehen Sie in Flugzeugen oder Zügen so oft wie möglich auf und machen Sie kleine Spaziergänge.
- Legen Sie bei langen Autofahrten alle zwei Stunden eine Pause ein, um sich die Beine zu vertreten.
- Machen Sie im Sitzen immer wieder einmal Zehenwippen-Übungen.
- Benutzen Sie Kompressionsstrümpfe, wenn Sie sich auf eine längere Reise begeben und wissen, daß Ihre Venen auf langes Sitzen empfindlich reagieren.
- Tragen Sie keine Strümpfe oder Socken, deren Abschlußrand am Schenkel einschnürend wirkt.
- Vermeiden Sie im Urlaub zu viel Hitze und zu lange Sonnenbäder.
- Nutzen Sie einen Urlaub am Meer zu ausgiebigen Strandwanderungen im flachen Wasser.

Heilkräftiges Wasser

■ Wasseranwendungen stärken die Blutgefäße und beugen Durchblutungsstörungen wirksam vor – das wußte schon Pfarrer Sebastian Kneipp (1821–1897) und entwickelte auf dieser Grundlage sein noch heute erfolgreiches Heilsystem, das in vielen Kurorten als Kneipp-Kur angeboten wird. Waschungen und Güsse für die Beine mögen Ihnen vielleicht zunächst unangenehm oder gewöhnungsbedürftig erscheinen – wenn Sie jedoch einmal damit vertraut sind, werden Sie wahrscheinlich kaum mehr darauf verzichten wollen.

Schwimmen

Schwimmen ist zu jeder Jahreszeit möglich – im Sommer im Freibad, in Seen oder im Meer und im Winter in einem Hallenbad.

Schwimmen ist die ideale Sportart für Menschen mit schwachen Venen.

Schwimmen ist der ideale Sport für Menschen mit schwachen Venen – und es ist die beste und gesündeste Art, sich und insbesondere die Beine zu bewegen. Der Körperstoffwechsel wird durch die Bewegung im Wasser angeregt, in Salzwasser wird darüber hinaus auch die Hautfunktion aktiviert. Im Wasser kann der gesamte Bewegungsapparat ohne größere Belastungen trainiert werden.

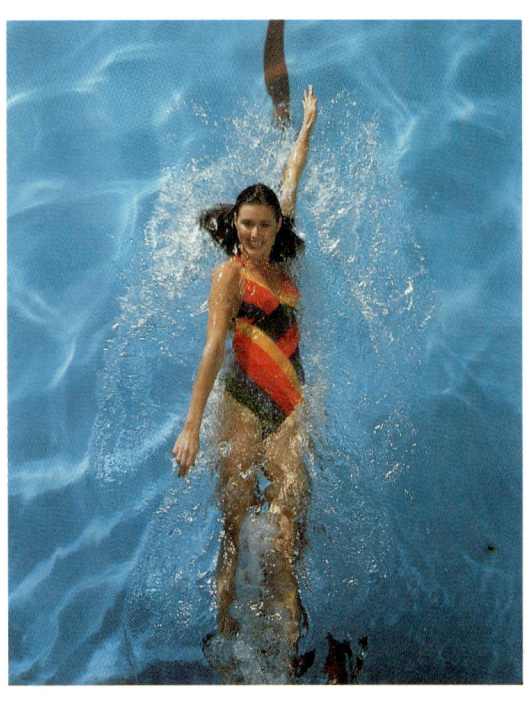

Schwimmen führt zu mehreren günstigen Wirkungen auf das Venensystem:
• Beim Eintauchen in das Wasser führt der Wasserdruck zu einer leichten Komprimierung der Hautvenen – wie die Wirkung eines Kompressionsstrumpfes.

- Der kühlende Effekt des Wassers fördert den venösen Blutfluß, da sich die Venen zusammenziehen.
- Beim Schwimmen wird die Atmung vertieft und das Zwerchfell aktiviert; dies erzeugt eine Sogwirkung auf das venöse Gefäßsystem.
- Koordinierte und gleichmäßig rhythmische Schwimmbewegungen trainieren die Muskulatur des ganzen Körpers und führen zu wirksamen Effekten im Sinne eines Konditionstrainings.

Wechselwarme Waschung

Ein kleines Handtuch oder ein Waschlappen wird in 37 °C warmes Wasser getaucht. Anschließend waschen Sie von den Füßen ausgehend bis zum Oberschenkel das ganze Bein. Wiederholen Sie nun den Waschvorgang mit einem naßkalten Tuch – die Wassertemperatur sollte etwa 10 bis 15 °C betragen. Trocknen Sie die Beine auf keinen Fall ab! Ruhen Sie sich zugedeckt ein wenig aus und geben Sie sich dem wohligen, angenehm warmen Gefühl in den Beinen hin.

Wechselwarmer Kniequß

Der wechselwarme Kniequß wird mit einer Brause mit mittelhartem Wasserstrahl durchgeführt – zunächst mit einer Wassertemperatur von 37 °C. Führen Sie nun den Wasserstrahl dicht über der Haut von den Zehen und dem Fuß ausgehend an der Außenseite des Unterschenkels bis knapp unterhalb des Knies. Anschließend lassen Sie das Wasser 10 bis 20 Sekunden den gesamten Unterschenkel umspülen. Dann führen Sie den Wasserstrahl an der Innenseite des Unterschenkels zum Fuß zurück.

Je kälter das Wasser ist, desto kürzer sollte der Guß dauern!

Auf gleiche Weise behandeln Sie das andere Bein und wiederholen die Wasseranwendung dann mit kälterem Wasser (10 bis 15 °C). Ruhen Sie sich anschließend, ohne die Beine abzutrocknen, zugedeckt aus.

Wechselwarmer Schenkelguß

Im Prinzip wenden Sie hier die Technik des Kniegusses an, der Wasserstrahl wird jedoch an der Außenseite des Beines bis in Hüfthöhe geführt. Dann umspült der Wasserstrahl 5 bis 10 Sekunden das gesamte Bein. Anschließend wird der Wasserstrahl wieder an der Beininnenseite bis zur Ferse hinabgeführt. Sie können den Schenkelguß wechselwarm oder nur kalt durchführen.

> ### Wer friert, macht etwas falsch!
>
> Vor allen Wasseranwendungen muß der Körper gut durchwärmt sein – Sie werden dann nicht frieren. Lassen Sie den Oberkörper bekleidet, damit keine Körperwärme verloren geht. Bewegen Sie nach jeder Wasseranwendung die Beine – das wärmt den ganzen Körper auf.

Wassertreten

Eine der besten Übungen für schwache Venen ist das Wassertreten: Die Venen werden gekräftigt und das Bein wird entstaut. Darüber hinaus wird die Wadenmuskelpumpe in kräftige Bewegung versetzt. Wassertreten empfiehlt sich dann, wenn Sie sich bereits an die Durchblutungsreaktionen in den Beinen bei anderen Wasseranwendungen gewöhnt haben. Legen Sie eine Gummimatte in die Badewanne, damit Sie nicht ausrutschen können, und füllen Sie die Wanne mit kaltem Wasser. Waten Sie wie ein Storch im Wasser, indem Sie das Bein bei jedem Schritt ganz aus dem Wasser ziehen, bevor Sie es erneut eintauchen. Sobald Sie Kälte in den Füßen spüren, sollte die Übung beendet werden. Legen Sie sich dann zugedeckt hin, ohne die Füße abgetrocknet zu haben – oder frottieren Sie die Füße trocken und ziehen Sie warme Strümpfe an.

Wassertreten setzt die Wadenmuskelpumpe in Gang.

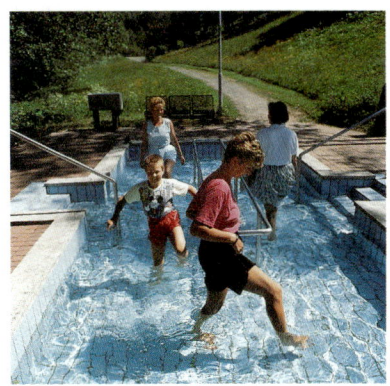

Akupressur

■ Akupunktur und Akupressur können Schmerzen lindern und die Durchblutung fördern. Die Akupressur beruht wie die Akupunktur, die mit feinen Nadeln ausgeführt wird, auf der Vorstellung eines Systems von Energiekanälen, das die ganze Körperfläche überzieht. Auf diesen Kanälen befinden sich unzählige Punkte, durch deren Stimulation Körperenergie beeinflußt werden kann.

Bei Venenproblemen und Besenreisern kann eine ergänzende Anwendung der Akupressur Beschwerden lindern. Ob Ihnen eine solche Behandlung hilft, müssen Sie selbst herausfinden.

Bei der Akupressur werden bestimmte Punkte durch sanften Fingerdruck massiert: An der gesuchten Stelle wird mit Daumen oder Zeigefinger mit einer Frequenz von 50- bis 60mal pro Minute massiert – und zwar ein- bis zweimal täglich oder öfter an beiden Beinen. Bei Venenleiden können vor allem vier Akupressurpunkte benutzt werden – versuchen Sie es selbst oder lassen Sie sich von einem Therapeuten anleiten.

Akupressurpunkte bei Venenleiden

- **Kniescheibenpunkt:** Beugen Sie Ihr Knie rechtwinklig und legen Sie den Mittelpunkt der Handinnenfläche derselben Seite auf das obere Ende der Kniescheibe. Der gesuchte Punkt liegt genau unterhalb des Ringfingers und wird immer nach oben massiert.
- **Fußinnenknöchelpunkt:** Etwa einen Zentimeter unterhalb und zwei Zentimeter vor dem Innenknöchel am Fuß befindet sich der gesuchte Punkt, der nach oben massiert wird.
- **Fußaußenknöchelpunkt:** Der gesuchte Punkt liegt zwischen Außenknöchel und Achillessehne und wird nach unten massiert.
- **Vorfußpunkt:** Etwa zwei bis drei Zentimeter vor dem Zwischenraum der ersten und zweiten Zehe befindet sich der gesuchte Punkt, der nach oben massiert wird.

Homöopathie

■ Bei leichteren Durchblutungsstörungen oder Beschwerden durch Gefäßerkrankungen kann auch eine unterstützende homöopathische Therapie versucht werden. Die Homöopathie ist ein ganzheitliches Heilsystem, deren Mittel für jeden Patienten individuell zusammengestellt werden. Homöopathische Mittel werden in sehr hoher Verdünnung hergestellt, so daß die eigentlichen Wirkstoffe nicht mehr nachweisbar sind. Heileffekte durch Homöopathika wurden dennoch häufig beschrieben – unerwünschte Nebenwirkungen dieser Mittel sind sehr selten.

Mit Hilfe homöopathischer Mittel sollen durch Zuführung ähnlicher Stoffe bei bestimmten Erkrankungen die Selbstheilungskräfte des Körpers angeregt werden. Da die Homöopathie ein ganzheitliches Heilsystem ist, müssen vom Therapeuten die individuellen psychischen und körperlichen Symptome des Patienten berücksichtigt werden, um eine erwünschte Heilwirkung zu erzielen.

Am besten suchen Sie einen mit der Homöopathie vertrauten Therapeuten auf – das sind heute auch viele wissenschaftlich geschulte Mediziner – und lassen sich individuell behandeln. Die Homöopathie arbeitet mit Tropfen, Kügelchen (Globuli) oder Tabletten. Vier bis sechs Kügelchen werden in der Regel zwei- bis viermal täglich eingenommen und sollten, möglichst zwischen den Mahlzeiten, langsam im Mund zergehen. Viele der bei Venenproblemen wirksamen Pflanzenstoffe stehen auch als homöopathische Zubereitung zur Verfügung.

Gesunde Ernährung

Übergewicht führt häufig zu Venenproblemen und ist ein Risikofaktor für viele Erkrankungen.

Übergewichtige haben häufiger mit Venenproblemen zu kämpfen als normalgewichtige Menschen. Aus diesem Grund ist die Art der Ernährung nicht ganz unwichtig, wenn man Venenleiden vorbeugen möchte. Übergewicht ist insgesamt einer der medizinisch bedeutsamsten Risikofaktoren für zahlreiche Organerkrankungen, insbesondere für Herz-Kreislauf-Erkrankungen – die überflüssigen Pfunde belasten vor allem den Bewegungsapparat und das Herz. Darüber hinaus leiden Übergewichtige häufiger an Verstopfung, was auch für die Venen ungünstig ist, da das gefüllte Verdauungsorgan auf die Venen im Bauchraum drückt.

Gibt es eine Venendiät?

Eine »Venendiät« im eigentlichen Sinne gibt es nicht. Empfehlenswert ist auf jeden Fall eine ausgewogene und vollwertige Mischkost. Die Deutsche Gesellschaft für Ernährung empfiehlt folgende Nahrungszusammensetzung:

Empfohlene Mischkost
• 12 bis 15 % der Gesamtkalorien aus Eiweiß
• 30 % der Gesamtkalorien aus Fett
• 50 bis 60 % der Gesamtkalorien aus Kohlenhydraten

Die zeitgemäße und gesunde Ernährung ist fettarm und kohlenhydratreich. Die vielfach angepriesenen »Crashdiäten« sind meist sinnlos – wenn nicht gar lebensgefährlich. Diäten sollten grundsätzlich nur unter ärztlicher Kontrolle durchgeführt werden.

Gesunde ausgewogene vollwertige Kost

Am besten lassen sich Fettkalorien einsparen. Fettarm bedeutet, daß Sie nur die Mindestmenge an lebenswichtigen ungesättigten Fettsäuren zu sich nehmen – ungesättigte Fettsäuren sind unter anderem in Butter und Öl enthalten.

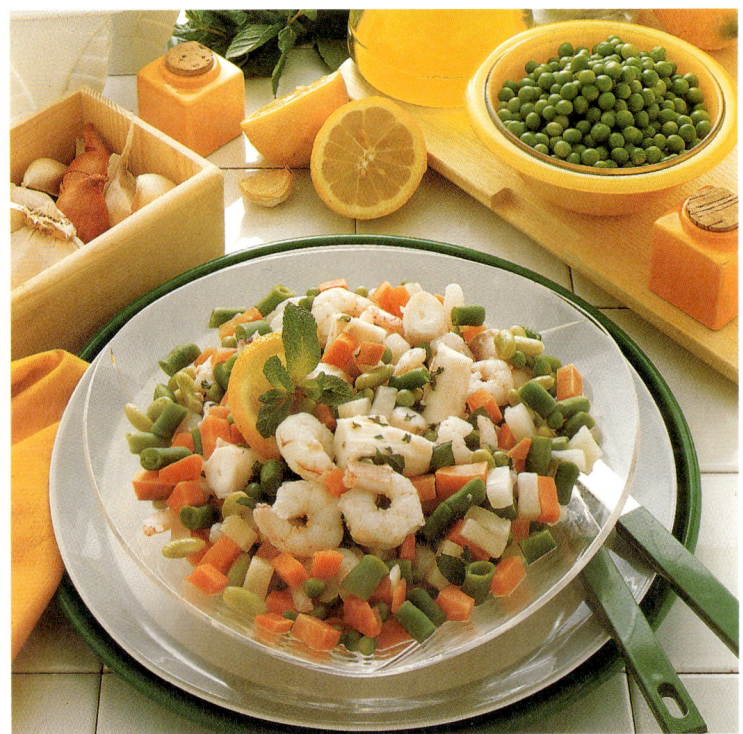

Knackige Salate und frisches Gemüse schmecken gut und erhalten die schlanke Linie.

Kohlenhydrate hingegen dürfen reichlich genossen werden: Kartoffeln, Reis und Nudeln. Vollkornprodukte, Obst und das morgendliche Müsli versorgen den Körper mit Faser- beziehungsweise Ballaststoffen, die vor allem die Verdauungsfunktion fördern und damit auch günstig bei Venenproblemen wirken.

Wasser ist nicht nur bei äußerlicher Anwendung sehr gut für die Venen – als Getränk wirkt es ebenfalls heilkräftig. Trinken Sie täglich mindestens zwei Liter Wasser – etwa als Kräutertee. Wenn Sie akut erkrankt sind, beispielsweise an einer Erkältung leiden, sollten Sie sogar drei Liter pro Tag trinken – das beschleunigt den Heilungsprozeß und schwemmt schädliche Keime aus.

Langfristig ist eine Ernährungsumstellung auf eine gesunde ausgewogene und vollwertige Kost am gesündesten für den ganzen Körper und ihre Venen.

Ballaststoffe füllen den Darm und erleichtern die Verdauung.

Häufige Fragen zu Besenreisern

Warum sind Venenleiden in den westlichen Industrieländern zu einer Volkskrankheit geworden?

Venenleiden sind eine Zivilisationskrankheit, die durch die bewegungsarme Lebensweise begünstigt wird. Die meisten Menschen üben sitzende oder stehende Tätigkeiten aus, wodurch die Sprunggelenk- und Wadenmuskelpumpe der Beine nur ungenügend aktiviert wird. Die Muskelbewegung der Beine ist jedoch die notwendige Voraussetzung dafür, daß das venöse Blut aus den Beinen entgegen der Schwerkraft zum Herzen transportiert werden kann. Ohne ausreichende Muskelbewegung versackt das Blut in den Beinen. Eine zusätzliche erbliche Veranlagung beschleunigt und fördert die Entwicklung eines Venenleidens.

Welche Bevölkerungsgruppen sind bevorzugt von Venenleiden und Besenreisern betroffen?

Ein besonderes Risiko für Krampfadern oder Besenreiser haben schwangere Frauen – vor allem wenn zusätzlich eine familiäre Veranlagung für Venenleiden vorliegt. Nach der ersten Schwangerschaft bilden sich Besenreiser oder Krampfadern in der Regel zurück, nach der zweiten Schwangerschaft können auch dauerhafte Gefäßveränderungen zurückbleiben. Auch das Alter ist ein Risikofaktor für eine zunehmende Venenschwäche: Die Elastizität der Haut und der darin enthaltenen Gefäßstrukturen nimmt mit zunehmendem Alter kontinuierlich ab, was Besenreiser und Venenleiden begünstigt.

Welche Warnzeichen weisen auf Venenleiden hin?

Typische Warnzeichen für Venenleiden sind Schweregefühl in den Beinen, Venenblutstauungen in den Unterschenkeln und an den Fußknöcheln sowie die Entwicklung bläulich-rötlich durch die Haut hindurch schimmernder Besenreisergefäße. Besenreiser können auch ohne begleitendes Venenleiden vorkommen.

Was sind Besenreiser?

Normalerweise wird das venöse Blut aus den Beinen über venöse Blutgefäße zum Herzen transportiert. Diese Blutbewegung entgegen der Schwerkraft ermöglichen Venenklappen, die das Zurücksacken des Blutes verhindern, und Kontraktionsbewegungen der venösen Gefäße. Besenreiser sind venöse Blutgefäße in der obersten Hautschicht, deren Kontraktionsfähigkeit weitgehend verloren gegangen ist. Diese kleinen Hautvenen sind dann ständig erweitert und mit Blut gefüllt, das ihnen die bläulich-rote Farbe verleiht. Besenreiser sind häufig ein wichtiges Hinweiszeichen auf ein tiefer liegendes Krampfaderleiden.

Warum bekommen manche Menschen Besenreiser?

Die Ursachen für Besenreiser an den Beinen sind unbekannt. Am häufigsten wird angenommen, daß eine erbliche Veranlagung für eine gewisse Venenschwäche vorliegt – Studien mit eineiigen Zwillingen haben ergeben, daß bei beiden Zwillingen Besenreiser an gleichen Körperstellen und in gleichem Umfang vorkommen können. Besenreiser können auch in Verbindung mit verschiedenen Erkrankungen auftreten – insbesondere Herz-Kreislauf-Erkrankungen. Frauen sind häufiger als Männer von Besenreisern betroffen. Vermutlich spielen die weiblichen Geschlechtshormone eine wichtige Rolle. Besenreiser können auch als Begleiterscheinung eines Krampfaderleidens vorkommen. Für Besenreiser im Gesicht ist die ultraviolette Strahlung des Sonnenlichts von ursächlicher Bedeutung.

Wie kann man Besenreisern vorbeugen?

Besenreisern kann man vor allem durch den Abbau von Übergewicht, regelmäßige Bewegung der Beine, ausgewogene vollwertige und ballaststoffreiche Ernährung und das Tragen von Kompressionsstrümpfen vorbeugen. Auf zu viel Wärme an den Beinen und Bürstenmassagen sollte man verzichten. Darüber hinaus kräftigen Kaltwasseranwendungen die Beinvenen.

Wie werden Besenreiser behandelt?

In der Regel werden Besenreiser durch Verödung behandelt. In die Besenreisergefäße wird eine Substanz eingespritzt, die eine kleine Entzündung hervorruft, wodurch die Besenreiser verkleben und abblassen. Nach einigen Monaten sind die Besenreiser nicht mehr sichtbar. Während einer Therapiesitzung wird jeweils ein Besenreisernetz behandelt – gelegentlich ist eine erneute Verödung des behandelten Hautbereichs erforderlich. Als Ergänzung oder Alternative stehen heute auch Behandlungen mit Lasergeräten und der hochenergetischen Blitzlampe zur Verfügung. Wenn eine Krampfadererkrankung vorliegt, muß diese zuerst behandelt werden.

Ist die Verödung für jeden Hauttyp geeignet?

Ja. Die Verödung kann bei allen Hauttypen und allen Hautfarben gleichermaßen erfolgreich durchgeführt werden.

Wie lange dauert eine Verödungsbehandlung?

Eine Therapiesitzung dauert etwa 20 bis 30 Minuten. Nach etwa zwei bis drei Wochen kann die nächste Therapiesitzung erfolgen. Während der behandlungsfreien Phase können zur Unterstützung des Therapieerfolgs Kompressionsstrümpfe getragen werden. In der Regel sind vier bis sechs Behandlungen ausreichend.

Wer trägt die Behandlungskosten?

Rein kosmetisch bedingte Therapien müssen Sie selbst bezahlen. Liegt eine medizinisch begründete Gefäßerkrankung vor, übernimmt die Krankenkasse die Behandlungskosten.

Welche Verödungsmittel werden benutzt?

Am häufigsten wird Polidocanol verwendet – und zwar in unterschiedlicher Verdünnung, bis zu einer Konzentration von 0,5 Prozent. Gelegentlich kommen auch hochprozentige Alkohol- oder Zuckerlösungen zum Einsatz. Fragen Sie Ihren Arzt, welche Verödungsmittel in welcher Konzentration benutzt werden.

Welche Nebenwirkungen hat die Verödung?

An der Einstichstelle kann es vorübergehend zu einer schmerzhaften Rötung und Schwellung kommen. Gelegentlich kann eine bräunliche Hautverfärbung (Pigmentierung) auftreten, die einige Zeit oder dauerhaft bestehen bleibt. Nachbehandlungen mit Kochsalzinjektionen oder mit einem Laser verbessern das Behandlungsergebnis meist. In der Regel muß bei Besenreisergefäßen mit größerem Durchmesser häufiger mit diesem Effekt gerechnet werden. Komplikationen durch eine versehentliche Injektion in Umgebungsgewebe der Besenreiser sind äußerst selten. Gleichfalls selten sind allergische Reaktionen auf das Verödungsmittel.

Wie erfolgreich ist die Verödung?

In 50 bis über 90 Prozent der Fälle können Besenreiser mit einer Verödung erfolgreich behandelt werden. Meist sind die Besenreiser nach einiger Zeit vollständig verschwunden. In fünf Prozent der Fälle wird durch die Verödung das weitere Auftreten von Besenreisern provoziert. In wenigen Fällen treten Besenreiser nach einer Verödung immer wieder auf – die Gründe dafür sind unbekannt.

Wie hoch sind die Therapiekosten einer Verödung?

Die Verödungsbehandlung von Besenreisern kostet pro Therapiesitzung etwa 100 bis 150 DM. Liegt eine medizinische Begründung für die Behandlung vor, übernehmen die Krankenkassen die Kosten.

Können nach einer Verödung erneut Besenreiser auftreten?

Die sogenannten Therapieversager gibt es bei allen medizinischen Behandlungsformen, auch bei der Verödung. In bis zu 10 Prozent der Fälle können Besenreiser aus noch ungeklärter Ursache nach einer Verödung erneut auftreten.

Wie soll man sich nach einer Verödung verhalten?

Nach einer Verödung sollte zunächst eine Kompressionsbehandlung der Beine erfolgen – wie lange, wird von den Experten unterschiedlich gehandhabt, einen Tag oder bis zu 14 Tage nach dem Eingriff. Darüber hinaus sollten alle Maßnahmen, die auch zur Vorbeugung von Besenreisern sinnvoll sind, durchgeführt werden: Bewegung, Wasseranwendungen, vernünftige Ernährung und die Meidung von Risikofaktoren (Übergewicht, Rauchen).

Helfen Kompressionsstrümpfe gegen Besenreiser?

Darüber, wie lange Kompressionsstrümpfe nach einer Besenreiserbehandlung getragen werden sollen, gehen die Meinungen der Experten auseinander – je nach Behandlungskonzept des Arztes kann das Tragen von Kompressionsstrümpfen für einen Tag oder auch zwei bis drei Wochen lang empfohlen werden. Abgesehen davon ist bei vorliegender Venenschwäche, einem bereits bestehenden Krampfaderleiden oder vorwiegend sitzender und stehender Tätigkeit das Tragen von Kompressionsstrümpfen in jedem Fall sinnvoll. Kompressionsstrümpfe entlasten die Beinvenen und beugen Besenreisern vor.

Können Hormone gegen Besenreiser helfen?

Da bei Frauen Besenreiser häufiger als bei Männern auftreten, wird angenommen, daß weibliche Geschlechtshormone für die Entstehung einer Venenschwäche eine wichtige Rolle spielen. Eine medizinisch begründete Hormontherapie gibt es jedoch nicht. In Einzelfällen wurde eine Besserung der Besenreiser durch Hormonwirkungen beobachtet.

Was heißt Laser?

Der Begriff Laser leitet sich von der englischen Bezeichnung Light-Amplification by Stimulant Emission of Radiation ab. In der Medizin werden Lasergeräte etwa seit den 60er Jahren eingesetzt.

Wie wirken Laserstrahlen?

Wenn Laserstrahlen auf menschliches Gewebe auftreffen, wird die Lichtenergie in Wärmeenergie umgewandelt. Diese Wärmeenergie kann zur Zerstörung unerwünschter Gewebestrukturen genutzt werden. Das Gewebe schrumpft durch die Einwirkung der Laserstrahlung, löst sich auf, und Flüssigkeit verdampft. Besenreisergefäße können durch Laserstrahlen aufgrund einer »Verschweißung« der Gefäßwände stillgelegt werden.

Wie schmerzhaft ist die Laserbehandlung?

Die Laserbehandlung wird meist als unangenehm beschrieben. Patienten empfinden die Wirkung des Laserstrahls als stechend heiß, wie kleine Nadelstiche. Eine örtliche Betäubung ist für die Laserbehandlung nicht erforderlich.

Wie oft muß eine Laserbehandlung durchgeführt werden?

In den meisten Fällen genügen zwei bis drei ambulante Therapiesitzungen. Nach etwa vier Wochen wird der Behandlungserfolg sichtbar, das heißt, die Besenreiser sollten dann weitgehend verschwunden sein.

Wann ist die Laserbehandlung von Besenreisern sinnvoll?

Nach den bisherigen Erfahrungen ist die Laserbehandlung bei einem Gefäßdurchmesser der Besenreiser von 0,3 bis 0,5 Millimeter besonders erfolgversprechend. Bei größeren Besenreisergefäßen ist eine Verödung aussichtsreicher. Darüber hinaus ist der Laser eine Therapiealternative bei Patienten, die auf Verödungsmittel allergisch reagieren.

Welche Nebenwirkungen oder Folgeerscheinungen können durch eine Laserbehandlung verursacht werden?

Ein geübter Gefäßspezialist wird den Laser nur dann einsetzen, wenn ein Behandlungserfolg zu erwarten ist. In seltenen Fällen ist die Therapie unwirksam und in wenigen Fällen können kürzer oder länger bestehende Hautverfärbungen auftreten – wie auch bei einer Verödung. Eine ausgeprägte Narbenbildung ist bei Anwendung von modernen Lasergeräten meist nicht zu erwarten.

Wie hoch sind die Kosten einer Laserbehandlung?

Für eine Lasertherapie von Besenreisern können Kosten in Höhe von 150 bis 2000 DM anfallen. Da es sich meist um kosmetisch begründete Eingriffe handelt und das Laserverfahren als wissenschaftlich nicht ausreichend anerkannt gilt, übernehmen die Krankenkassen die Behandlungskosten in der Regel nicht.

Wie erfolgreich ist die Lasertherapie?

Für die Lasertherapie werden in der medizinischen Literatur Erfolgsquoten von 30 bis 60 Prozent angegeben.

Kann der Laser auch bei Besenreisern im Gesicht eingesetzt werden?

Ja, das ist möglich. Die Laserbehandlung von Besenreisern im Gesicht ist sogar weitaus erfolgreicher als die Behandlung von Besenreisern an den Beinen – dies hängt damit zusammen, daß Besenreisergefäße am Bein häufig größer sind und tiefer liegen als in der Gesichtshaut.

Wie wirkt die hochenergetische Blitzlampe?

Die hochenergetische Blitzlampe ist ein laserähnliches Gerät, das im Gegensatz zum Laser Licht unterschiedlicher Frequenz (Lichtfarbe) produzieren kann. Auf diese Weise ist es möglich, mehr oder weniger gezielt Gewebestrukturen zu zerstören. Die Blitzlampe und bestimmte Lasergeräte können als sogenannte gepulste »Lichttherapie« eingesetzt werden, bei der kaum gewebeschädliche Wärmeenergie produziert wird, da das Licht nur sehr kurze Zeit (Mikrosekunden) einwirkt.

Wie erfolgreich ist die Behandlung mit der hochenergetischen Blitzlampe?

Für die Behandlung mit der hochenergetischen Blitzlampe werden in der medizinischen Literatur Erfolgsquoten von 30 bis 60 Prozent angegeben.

Welche anderen Besenreiser-Therapien außer Verödung und Laserverfahren gibt es noch?

Weitere, weniger verbreitete Besenreiser-Behandlungsmethoden sind die bipolare Elektrokoagulation und die Stichelung. Bei der bipolaren Elektrokoagulation werden die Besenreiser mit Hilfe elektrischer Energie zerstört. Dieses Verfahren soll ähnlich erfolgreich wie die Blitzlampenbehandlung sein und kaum Nebenwirkungen verursachen. Bei der Stichelung werden Besenreisergefäße mit Hilfe eines kleinen Skalpells durch die Haut »angestochen«.

Kommt es zum Blutstau im Bein, wenn die Besenreiservenen zerstört sind?

Nein, im Gegenteil. Da Besenreiser-Hautvenen funktionsunfähig sind und sich darin das Blut staut, wird durch eine Besenreiser-Behandlung der venöse Blutfluß sogar verbessert. Das Blut sucht sich nach Ausschaltung der funktionslosen Besenreiser andere Hautvenen, die im Überfluß vorhanden sind.

Sind Naturmittel zur Vorbeugung gegen Besenreiser wirksam?

Pflanzliche Mittel, die die feinen Venengefäße abdichten – etwa der in Roßkastanienextrakt enthaltene Wirkstoff Aescin –, werden häufig zur Venenstärkung eingesetzt. Solche Mittel sind vor allem im Frühstadium einer venösen Rückflußstörung mit typischen Venenbeschwerden sinnvoll: Bei Patienten mit Steh- oder Sitzberufen, mit familiärer Veranlagung für eine Venenschwäche und besonders bei Frauen im mittleren Lebensalter.

Sind Akupunktur oder Akupressur gegen Besenreiser wirksam?

Akupunktur und Akupressur können erfolgreich zur Schmerzbekämpfung und bei zahlreichen leichteren Beschwerden eingesetzt werden. Da diese Therapie auch durchblutungsfördernd wirkt, ist gegen eine unterstützende Behandlung bei Venenproblemen nichts einzuwenden. Akupunkturbehandlungen müssen in der Regel selbst bezahlt werden.

Zehn goldene Tips

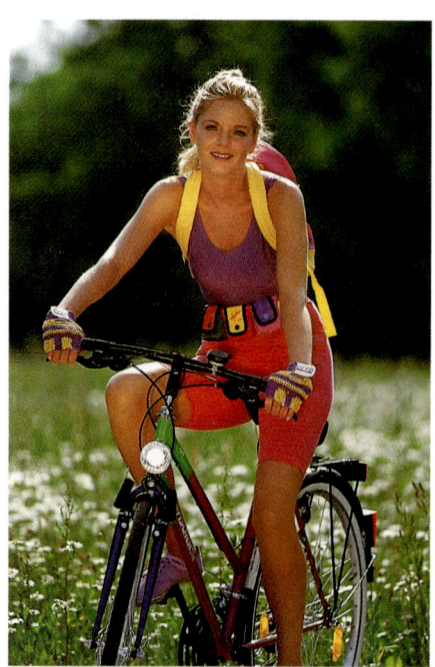

1 Bewegen Sie sich und Ihre Beine so oft wie möglich. Bewegung der Beine setzt die Wadenmuskelpumpe in Betrieb, die das venöse Blut aus den Beinen zum Herzen transportieren muß. Benutzen Sie grundsätzlich Treppen als willkommene Trainingsmöglichkeit für Ihre Venen. Treiben Sie Sport, etwa Spazierengehen, Venenwalking, Schwimmen und Fahrradfahren – oder versuchen Sie es mit Bein- und Fußgymnastik.

2 Legen Sie Ihre Beine so oft wie möglich hoch. Legen Sie sich auf ein Sofa, mit den Beinen auf der Lehne. Stellen Sie falls möglich das Fußende Ihres Bettes etwas hoch. Das entlastet die Beinvenen, und das venöse Blut kann leichter zum Herzen zurückfließen.

Radfahren hält Ihre Venen jung.

3 Trainieren Sie Ihre Beinmuskulatur – das trainiert und stärkt auch die Beinvenen. Einige Minuten mehrmals täglich entstaut wirksam die Beinvenen.

4 Befolgen Sie die 3S-3L-Regel: Sitzen und Stehen ist schlecht – lieber Liegen oder Laufen.

5 Tragen Sie lockere Kleidung und bequeme passende Schuhe. Die Kleidung sollte im Hüft- und Beinbereich nicht einschnürend wirken.

6 Vermeiden Sie Schuhe mit hohen Absätzen, die den natürlichen Bewegungsablauf der Fußgelenke beeinträchtigen – laufen Sie so oft wie möglich barfuß.

7 Tragen Sie Kompressionsstrümpfe, wenn Sie während der Arbeit viel stehen und sitzen müssen. Kompressionsstrümpfe sind in bezug auf die Mode und das Material heute kaum von normalen Strümpfen oder Strumpfhosen zu unterscheiden. Bevorzugen Sie wenn möglich maßgefertigte Kompressionsstrümpfe.

8 Vermeiden Sie zu starke und zu lange Wärmeeinwirkungen auf Ihre Beinvenen. Kühlende Wasseranwendungen oder wechselwarme Duschen sind besser für die Venen als lange heiße Vollbäder oder Saunagänge. Vermeiden Sie zu intensive Sonnenbestrahlung.

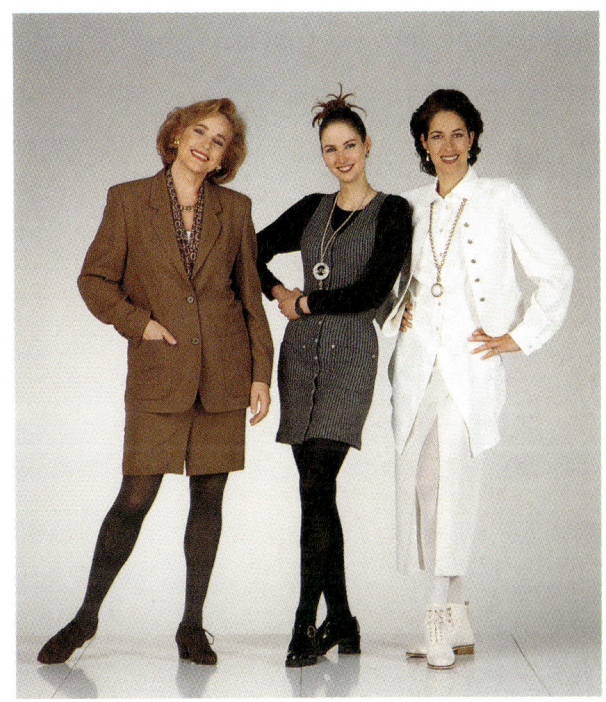

Kompressionsstrümpfe: modisch und chic

9 Ernähren Sie sich ausgewogen und vollwertig. Verstopfung und Pressen beim Stuhlgang hemmen den venösen Rückstrom des Blutes aus den Beinen. Faserreiche Kost mit viel frischem Obst und Gemüse ist gut für die Verdauung und die Venen.

10 Achten Sie auf Ihr Körpergewicht. Übergewicht belastet nicht nur die Wirbelsäule, sondern auch das Herz-Kreislauf-System und die Stoffwechselfunktionen. Übergewicht ist einer der wichtigsten Risikofaktoren für Krampfaderleiden und Besenreiser.

Glossar

Anamnese: ärztliche Befragung von Patienten, wobei vor allem nach akuten Beschwerden und familiär auftretenden Erkrankungen gefragt wird.

Angiologie: Lehre von den Blut- und Lymphgefäßen.

Arterie: Blutgefäß, das mit Sauerstoff beladenes Blut enthält.

Besenreiser: erweiterte kleine, oberflächliche Venen, die oft fächer- oder netzförmig an der Hautoberfläche der Oberschenkel auftreten. Besenreiser können auf ein zugrundeliegendes Venenleiden hinweisen.

Bipolare Elektrokoagulation: Verfahren zur Ausschaltung von Besenreisergefäßen mit Hilfe elektrischer Energie.

Blitzlampe: auch hochenergetische Blitzlampe (PhotoDerm) genannt. Mit diesem Gerät können Besenreisergefäße mit Hilfe gepulster Lichtenergie mehr oder weniger gezielt zerstört werden.

Corona phlebectatica: Stauungsflecken an den Füßen als Zeichen einer Venenerweiterung.

Couperose: Kupferfinnen bzw. fadenförmige rötliche Besenreiser im Gesicht.

Diagnose: Erkennung einer bestimmten Krankheit aufgrund der Beschwerden (Symptome) nach ärztlicher Untersuchung und Anamnese.

Diuretika: harntreibende beziehungsweise entwässernde Arzneimittel.

Doppler-Sonographie: Ultraschallverfahren (benutzt den Doppler-Effekt) zur Beurteilung der Blutströmungsverhältnisse. Ultraschallwellen, die vom strömenden Blut beziehungsweise den Blutkörperchen reflektiert werden, verändern ihre Frequenz mit zunehmender Entfernung vom Meßpunkt, was durch Änderung der Tonhöhe angezeigt wird.

Duplex-Sonographie: Kombination zweier Ultraschallverfahren, mit der gleichzeitig Weichteilstrukturen und die Blutströmungsverhältnisse dargestellt und beurteilt werden können. Eine zusätzliche farbige Kennzeichnung der arteriellen und venösen Blutströmung erleichtert die Diagnose von Gefäßveränderungen.

Embolie: plötzlicher Blutgefäßverschluß durch ein Blutgerinnsel, das durch die Blutströmung verschleppt wurde. Flüssigkeiten, Luft oder Blutgerinnsel können Embolien verursachen. Embolien entstehen häufig in den tiefen Beinvenen und können lebensbedrohlich sein, wenn ein Lungengefäß verstopft wird (Lungenembolie).

Entstauung: Entfernung einer Wassereinlagerung im Gewebe (Ödem) durch eine Kompressionstherapie.

Farbduplex-Sonographie: Kombination zweier Ultraschallverfahren, mit der gleichzeitig Weichteilstrukturen und die Richtung und Funktion des Blutstroms beurteilt werden können.

Fibrinolyse: Arzneimittel zur Auflösung eines Blutgerinnsels (Fibrin = faserförmiger Eiweißstoff zur Blutgerinnung).

Flavonoide: pflanzliche Farbstoffe, die die Durchlässigkeit (Permeabilität) von Haargefäßen (Kapillaren) günstig beeinflussen und auf venöse Gefäße abdichtend wirken sollen.

Gerinnungsfaktoren: Eiweißkörper im Blutplasma (eigentliche Blutflüssigkeit), die an dem in mehreren Phasen ablaufenden Vorgang der Blutgerinnung beteiligt sind.

Hydrotherapie: Heilanwendungen von Wasser – etwa als Waschung, Guß, Dampfinhalation oder Bad. Wasseranwendungen aktivieren unter anderem die Haut- und Stoffwechselfunktionen des Körpers.

Kapillare: feinstes Haargefäß beziehungsweise die kleinsten Blutgefäße, in denen der Austausch von Sauerstoff und Nährstoffen zwischen dem Gefäßsystem und dem Körpergewebe stattfindet.

Kompressionsstrümpfe: Strümpfe, die einen bestimmten Druck auf das Bein ausüben und so Schwellungen vorbeugen, das Beinvenensystem entlasten, den venösen Blutabstrom fördern und entstauend wirken.

Kompressionstherapie: Behandlungsmethode zur aktiven Entstauung, bei der von außen ein genau dosierter Druck auf die Venen ausgeübt wird. Die Kompressionstherapie wird meist bei Krampfaderleiden und nach Besenreisertherapien durchgeführt.

Kompressionsverband: Verband nach dem Prinzip der Kompressionstherapie, der wie ein Kompressionsstrumpf entstauend wirkt.

Krampfader: ausgesackte, geschlängelte, erweiterte Venen, die meist an den Beinen besonders sichtbar und ausgeprägt vorkommen.

Laser: Gerät zur Erzeugung und Verstärkung von Licht einer bestimmten Wellenlänge sowie zur Erzeugung eines scharf gebündelten Lichtstrahls, mit dem Körpergewebestrukturen wie Besenreisergefäße behandelt werden können.

Lungenembolie: Gefäßverschluß in der Lunge durch ein Blutgerinnsel, meist von einer Beinvenenthrombose ausgehend.

Lymphgefäßsystem: besteht aus Lymphgefäßen und aus -knoten, die den Abtransport und die Filterung der Lymphflüssigkeit übernehmen; im Lymphknoten werden auch die Lymphozyten gebildet.

Ödem: Wassersucht beziehungsweise Wassereinlagerung in Körpergewebe.

Perforansvarikose: Krampfaderleiden, das durch defekte Venenklappen in den Verbindungsvenen entstanden ist.

Perforansvenen: Verbindungsvenen zwischen dem oberflächlichen und tiefen Venensystem.

Phlebektomie: operative Entfernung einer Vene.

Phlebitis: oberflächliche Venenentzündung.

Phlebographie: Darstellung bestimmter Venen mit Hilfe von Röntgenstrahlen und Kontrastmittel, das vor der Röntgenaufnahme eingespritzt werden muß.

Phlebologie: Lehre von den Venen.

Photothermolyse: Verfahren zur gezielten Ausschaltung von Besenreisergefäßen mit Hilfe der hochenergetischen Blitzlampe, auch selektive Photothermolyse genannt.

Polidocanol: Substanz, die zur Verödung von Besenreisern benutzt wird.

Rosenvenen: Stammvenen des oberflächlichen Venensystems. Die große Rosenvene (Vena saphena magna) verläuft vom Venennetz der Fußinnenseite entlang der Innenseite des Unter- und Oberschenkels zur Leistenbeuge, wo sie in die Oberschenkelvene mündet. Die kleine Rosenvene (Vena saphena parva) zieht vom Venennetz an der Fußaußenseite nach rückwärts zur Wade, dringt unterhalb der Kniekehle in die Muskulatur ein und mündet dann in die Knievene.

Seitenastvarikose: Krampfaderleiden der Seitenäste der großen Stammvene (Seitenastvenen).

Sklerosierung: Verödung krankhaft erweiterter kleiner Hautvenen, in der Regel Besenreiser, durch Einspritzung eines gefäßzerstörend wirksamen Mittels.

Stammvarikose: Krampfaderleiden der oberflächlichen Stammvenen, das heißt der kleinen und großen Rosenader.

Stichelung: »Anstechen« von Besenreisergefäßen mit Hilfe eines kleinen Skalpells durch die Haut.

Symptome: Beschwerden oder Warnzeichen, die für eine bestimmte Krankheit typisch sein können oder zu einem bestimmten Krankheitsbild gehören.

Thrombektomie: operative Entfernung eines Blutgerinnsels bei tiefen Venenthrombosen.

Thrombolyse: medikamentöse Auflösung eines Blutgerinnsels.

Thrombophlebitis: Entzündung einer oberflächlich gelegenen Vene.

Thrombose: Blutgerinnsel in einem Gefäß, das zu einer teilweisen oder vollständigen Verstopfung des Gefäßes führt. Thrombosen kommen häufig in den Beinen vor. Thrombosen in tiefer gelegenen Venen (Phlebothrombose) verursachen weniger Beschwerden als oberflächliche Venenthrombosen – die Emboliegefahr ist bei tiefen Venenthrombosen jedoch erhöht.

Thrombus: Blutgerinnsel, durch Blutgerinnung häufig in venösen Gefäßen entstandener Blutpfropf.

Ulcus cruris: Beingeschwür, »offenes Bein«.

Ultraschall: Schallwellen im Bereich von mehr als 20 000 Hertz, die für das menschliche Ohr nicht wahrnehmbar sind.

Varikose (Varikosis): Krampfaderleiden.

Varize: Krampfader. Man unterscheidet primäre Varizen, die im oberflächlichen Venensystem entstehen, und sekundäre Varizen, die in Folge von Leitvenenschäden auftreten können.

Vaskulitis: Entzündungen von arteriellen oder venösen Blutgefäßen.

Vena saphena magna: große Rosenvene.

Vena saphena parva: kleine Rosenvene.

Vene: Blutgefäß, das sauerstoff- und nährstoffarmes Blut in Richtung Herz transportiert (eine Ausnahme bilden die Lungenvenen, die sauerstoffreiches Blut aus der Lunge in die linke Herzkammer befördern).

Venenklappen: verhindern das Zurückfließen des Blutes in den Venen.

Veröden: Ausschalten krankhaft erweiterter Gefäße, meist Besenreisergefäße oder Krampfadern, durch Injektion spezieller Verödungsmittel.

Empfohlene Literatur

Diehm, Curt: Durchblutungsstörungen. Springer, Berlin 1996

Edelmann, Paul/Leiendecker, Uwe: Venenleiden. Midena, Augsburg 1996

Stiftung Warentest: Gesunde Beine. Berlin 1996

Sulyma, M. G./Wormer, Eberhard J.: Lexikon Angiologie – Phlebologie. Medikon, München 1993

Wormer, Eberhard J.: Durchblutungsstörungen wirksam behandeln. Südwest, München 1998

Wormer, Eberhard J.: Sanfte Selbsthilfe mit rezeptfreien Heilmitteln. Weltbild, Augsburg 1998

Wormer, Eberhard J.: Handbuch Selbstdiagnose. Weltbild, Augsburg 1998

Hilfreiche Adressen

In Deutschland

Deutsche Liga zur Bekämpfung von Gefäßerkrankungen e. V.
Medizinische Klinik im Klinikum Karlsbad-Langensteinbach,
Guttmannstraße 1
76307 Karlsbad-Langensteinbach
Tel.: (07253) 2 62 28 · Fax: (07253) 2 62 28

Deutsche Gesellschaft für Angiologie
Medizinische Hochschule Hannover
Konstanty-Gutschow-Straße 8
30625 Hannover

Deutsche Gesellschaft für Phlebologie
Allergie- und Hautklinik Nordeney
Lippestraße 9–11
26548 Nordeney
Tel.: (04932) 80 54 20 · Fax: (04932) 80 52 00
Internet: http://www.meb.uni-bonn.de/
dermatologie/dgpd1.htm

Deutsche Dermatologische Lasergesellschaft e. V. (DDL)
Candidplatz 11
81543 München
Tel.: (089) 55 02 93 19
Fax: (089) 65 12 65-12

Arbeitsgemeinschaft Dermatologische Kosmetologie e. V. (ADK)
Prof. Dr. med. Wolf-Ingo Worret
Dermatologische Klinik der TU München
Biedersteiner Straße 29
80802 München
Tel.: (089) 41 40-31 82
Fax: (089) 91 07 51 46

Deutsche Gesellschaft Venen e. V.
Dr.-Carlo-Schmid-Straße 204
90491 Nürnberg
Tel.: (0911) 5 98 86 00

Deutsche Gesellschaft für Gefäßsport
Praxis Dr. Gerlach · T 6, 25
68161 Mannheim
Tel.: (06204) 7 97 93

Deutsche Lymphliga e. V.
Schlehaid 49
86865 Markt
Tel.: (08678) 17 75

Deutsche Venen-Liga e. V.
Postfach 11 29
56864 Bad Bertrich
Tel.: (02674) 14 48

BIV-Info »Bein-Liga«
Postfach 100 651
44006 Dortmund

Bein-Liga e. V.
Am Nocken 4
58840 Plettenberg
Tel.: (02391) 16 51

Aktion Venenhilfe e. V.
Postfach 80 10 05
81610 München
Tel.: (089) 45 44 14 26

Initiative Venengesundheit
Burgplatz 21–22
40213 Düsseldorf
Tel.: (0211) 3 23 95 62

Bundesverband Deutscher Kosmetikerinnen e. V. (BDK)
Margarete Barth
Liesegangstr. 10
40211 Düsseldorf

PI-Patienteninformation über Naturheilverfahren und unkonventionelle Heilweisen, Berlin
Tel.: (030) 7 51 40 16 (10 bis 13 Uhr)
Internet http//www.ubkf.fu.-berlin.de/
UBKF/NKH/pi.htm

Gesundheits-Telefon
Tel.: 01 90-2 12-0 47

Deutsche Arbeitsgemeinschaft Selbsthilfegruppen NAKOS (Nationale Kontakt- und Informationsstelle zur Anregung und Unterstützung von Selbsthilfegruppen)
Albrecht-Achilles-Straße 65
10709 Berlin
Tel.: (030) 8 91 40 19

In Österreich
Arbeitsgruppe Phlebologie der Österreichischen Gesellschaft für Dermatologie und Venerologie
Postfach 33
A-1097 Wien

In der Schweiz
Venenliga
Gaissbergstr. 60
CH-8280 Kreuzlingen

Schweizerische Gesellschaft für Phlebologie (SGP)
Dr. Albert-Adrien Ramelet
Place Benjamin-Constant 2
CH-1003 Lausanne
Tel.: (021) 3 12 60 60

Schweizerische Gesellschaft für Phlebologie (SGP)
Dr. Marco Casanova
Klinik-Praxis-Bellevuepark AG
Brückenstraße 9
CH-8280 Kreuzlingen
Tel.: (071) 6 72 22 66

Selbsthilfegruppe »Beinleiden«
Team Selbsthilfe
Dolderstraße 18
CH-8032 Zürich

Sachregister